ESSAI

SUR

L'HISTOIRE ET LES AVANTAGES

DES

INSTITUTIONS CLINIQUES;

Dissertation présentée et soutenue à l'Ecole de Médecine de Paris, le   prairial, an 11.

PAR S. G. G. BRUTÉ,

De Rennes, département d'Ille-et-Vilaine, ancien Elève de l'Ecole pratique, et Membre de la Société d'Instruction médicale.

.... *Artem experientia fecit.*
MANILIUS.

A PARIS,

Chez {
BELIN, Imprimeur-Libraire, rue S. Jacques, n°. 22.
GABON, Libraire, rue des Cordeliers, près l'École de Médecine.
}

AN XI. — 1803.

PROFESSEURS

A L'ÉCOLE DE MÉDECINE DE PARIS.

Les Citoyens,

CHAUSSIER, DUMERIL,	Anatomie et Physiologie.
FOURCROY, DEYEUX,	Chimie médicale et Pharmacie.
HALLÉ, DEGENETTES,	Physique médicale et Hygiène.
LASSUS, PERCY,	Pathologie externe.
PINEL, BOURDIER,	Pathologie interne.
PEYRILHE, RICHARD,	Histoire naturelle médic.
SABATIER, LALLEMENT,	Médecine opératoire.
PELLETAN, BOYER,	Clinique externe.
CORVISART, LEROUX,	Clinique interne.
DUBOIS, PETIT-RADEL,	Clinique de l'Ecole dite de Perfectionnement.
LEROI, BAUDELOCQUE,	Accouchemens, Maladies des Femmes, Education physique des Enfans.
LECLERC, CABANIS,	Médecine légale, Histoire de la Médecine.
THOURET,	Doctrine d'Hippocrate, et Histoire des cas rares.
SUE,	Bibliographie médicale.
THILLAYE,	Démonstration des Drogues usuelles et des Instrumens de Médecine opératoire.

Par délibération du 10 frimaire an 7, l'Ecole a arrêté que les opinions émises dans les Dissertations qui lui sont présentées, doivent être considérées comme propres à leurs Auteurs ; qu'elle n'entend leur donner aucune approbation ni improbation.

A MA MÈRE,

ET A LA MÉMOIRE

DE MON PERE.

ESSAI

SUR L'HISTOIRE ET LES AVANTAGES

DES

INSTITUTIONS CLINIQUES

DANS L'ÉTUDE DE LA MÉDECINE.

Nous entendons par institutions cliniques, tous les moyens mis en usage pour étudier la médecine au lit des malades.

Le mot *clinique* vient de κλινή, lit; d'où l'on a formé κλινικος, clinique, adjectif qui a été appliqué aux médecins, à la médecine, au malade lui-même, et à ses gardes (1). Ce mot étant ensuite devenu substantif, on a désigné sous le nom de *clinique*, un hôpital destiné à l'enseignement de la médecine-pratique, et le cours que l'on y donnoit au lit des malades.

---

(1) On trouve plusieurs autres acceptions de ce mot dans les auteurs et les lexigraphes; telle est celle de *Clinicus* dans cette epigramme de *Martial :*

Qui fuerat medicus, nunc est Vespillo diaulus
Cœpit quo potuit Clinicus esso modo.

La pointe roule sur l'équivoque qui résulte de ce que κλινη signifie également un lit et une bière. Voyez *Leclerc*, *Ducange*, *Bosius*. *Mercurialis*, sur le mot κλινοπέτες, κλινήρους. Variar. lection. lib. III. cap. XXII.

Nous nous proposons, dans cet Essai, d'exposer les principaux traits de l'histoire des institutions cliniques, de rapprocher tout ce qu'on a eu de moyens dans l'étude de la médecine, aux différentes époques de l'art, pour acquérir par l'observation la connoissance des maladies, et se former à la pratique; de rechercher l'origine et d'établir les avantages des institutions cliniques actuelles.

La manière d'étudier la médecine ne peut manquer d'avoir une influence immédiate sur sa pratique et sur ses progrès; son histoire le démontre. Dans tous les temps on a connu les vrais principes de cette étude, et la nécessité d'y faire concourir l'expérience avec la théorie; mais les moyens de les appliquer ont été plus ou moins heureux. Souvent il n'en a existé que de très-foibles; et, dans quelques circonstances, il n'a pu y en avoir d'autres. A l'époque actuelle, au contraire, ils sont fort avantageux. Ils doivent hâter beaucoup, pour les jeunes médecins, les résultats de l'expérience, et fournissent en même temps aux savans l'occasion la plus favorable de travailler avec succès à l'avancement de la science; deux points de vue sous lesquels on peut considérer et estimer le bienfait des cliniques dont nous jouissons. En effet, non seulement elles donnent les meilleurs moyens de former à l'expérience les jeunes médecins, mais encore elles offrent la possibilité de réaliser les projets que tant d'hommes célèbres avoient conçus pour le perfectionnement de la médecine, et l'espoir le plus légitime de lui procurer à-la-fois un développement immense et une précision aussi rigoureuse que le comporte sa nature.

Pour présenter dans son ensemble le tableau des études médicales de tous les âges, beaucoup d'érudition, un esprit ferme et très-étendu, une main exercée, seroient nécessaires. Bornant nos recherches aux institutions cliniques, nous ne prétendons que réunir quelques-uns des élémens trop dispersés de ce vaste tableau, et fournir à celui qui osera l'entreprendre des matériaux propres à l'histoire des études-pratiques.

Notre travail sera divisé en deux parties : la première contiendra l'histoire des institutions cliniques ; la seconde, quelques remarques sur les avantages et sur l'organisation des cliniques actuelles.

PREMIERE PARTIE.

Histoire des institutions cliniques.

Nous suivrons l'ordre chronologique, et nous traiterons des institutions cliniques et des moyens d'étudier la médecine-pratique : 1°. dans les temps antérieurs à Hippocrate ; 2°. à l'époque de ce grand homme, et dans l'intervalle qui s'est écoulé depuis lui jusqu'à l'origine des hôpitaux ; 3°. depuis cette origine jusqu'à celle des universités de médecine ; 4°. depuis les universités jusqu'aux premiers cours de cliniques dans les hôpitaux au dix-septième siècle ; 5°. depuis ces cliniques jusqu'à l'époque actuelle.

Le défaut de faits laissera bien des lacunes dans ces époques. Quelquefois aussi les recherches pourront avoir manqué aux faits. Ils sont fort épars ; et nous n'avons point trouvé d'auteur qui se soit proposé de les réunir dans un travail particulier.

I. *Temps antérieurs à Hippocrate.*

Les sciences et les arts fondés sur l'observation ont été cultivés de bonne heure, et avant toutes les époques de nos monumens littéraires. Les premières origines de l'astronomie, des arts du tissu, de la métallurgie, se perdent dans les temps les plus reculés ; celle de la médecine, aussi ancienne que les misères de l'homme, s'y perd également. On a coutume de les rapporter au hasard, à l'imitation des procédés des animaux, à de premières tentatives inspirées par la nécessité, dirigées par quelques analogies (1). Ces commencemens sont trop vagues pour nous y arrêter.

Les premiers faits cliniques que nous ayons à exposer, sont ceux relatifs aux consultations publiques pour les malades : ces faits présentent une sorte de première institution-pratique qui a eu lieu chez beaucoup de peuples, avant que la médecine y ait formé un corps de doc-

______

(1) *Haller*, Bibl. med. pract. tome 1.

trine, confié à une classe d'hommes particulière. Nous en remarquons d'abord l'usage chez
les Babyloniens : on plaçoit les malades à la
vue des passans; une loi obligeoit ceux-ci à s'arrêter pour les interroger, les examiner et leur
prescrire les remèdes qu'ils savoient avoir été
employés en pareil cas, ou qu'ils croyoient convenables (1). Le même usage eut lieu chez les
Egyptiens, chez les Ibériens et les Lusitaniens,
chez les anciens Ecossais, chez les Grecs, parmi lesquels *Tournefort* en retrouva des traces (2). Des érudits ont voulu prouver que cet
usage étoit pratiqué chez les Juifs, chez les
Romains et à Rhodes. *Hundertmack* les a ré-
futés.

L'exposition des malades sur les places publiques étoit une sorte de clinique bien su-
perficielle : elle devoit cependant à la longue
former les hommes d'un bon esprit, et naturel-
lement observateurs, à ce degré de tact et d'expérience qu'on trouve quelquefois dans cer-
taines personnes qui, sans études théoriques,
ont été à portée de suivre avec attention divers
malades. Les praticiens savent les distinguer,

---

(1) Sur ces expositions, *Hérodote*, *Strabon*,
Eusèbe, *Sozomène*, *Zahn*, *Dorringius*, *Haller*, etc.
Hundertmack, ex professo : *de incrementis artis
medicæ per expositionem ægrotorum in vias pu-
blicas et fana.*

(2) *Hunc antiquum morem nondum deposuerant
Græci qui Tournefortio ægros in vicos adferebant
ut iis consilia impertiret.* Voyage, tome 1, page 103.
Haller, Bibl. med. pract.

et dans l'occasion avoir recours à leur jugement. Hippocrate conseille de ne pas faire difficulté de « prendre des instructions des personnes les » plus simples (1), s'il paroît qu'elles savent » quelque chose de décisif pour l'occasion. » C'est ainsi, je pense, ajoute-t-il, que tout » notre art s'est formé, recevant de toutes » parts, pour rassembler un grand nombre de » faits (2) ». On a d'ailleurs prétendu que le

---

(1) De grands praticiens n'ont pas craint de rapporter des circonstances où ils s'étoient bien trouvés de ce conseil. Un des aveux les plus curieux en ce genre est celui de *Ramazini*, dans l'histoire des fièvres pétéchiales épidémiques des années 1692 et suiv. (§. XVII.) « Avant, dit-il, que ces fièvres se fussent annoncées avec tous leurs caractères, les femmes, qui sont quelquefois plus attentives aux symptômes des maladies que les médecins eux-mêmes, annonçoient la nature de la fièvre, et avertissoient les médecins de se garder de faire une saignée téméraire ; lorsque ceux-ci se moquoient de leurs avertissemens et de leur prognostic, l'éruption des pétéchies, qui ne manquoit pas d'avoir lieu, les couvroit d'opprobre à la honte de l'art. Il étoit nécessaire de se rendre à leurs conseils, je l'avoue ingénuement, et cela, moins pour se délivrer de leur importunité, que parce qu'il falloit suivre avec elles la route de l'expérience, etc. » *Hippocrate* marque en tête de ses Aphorismes les devoirs des assistans, et en parle en plusieurs endroits. Si les gardes-malades recevoient quelqu'instruction à cet égard, cette classe, trop méprisée, deviendroit aussi utile aux médecins, par le compte qu'elle seroit en état de rendre de l'état des malades, qu'elle l'est à ceux-ci par ses soins souvent non moins salutaires que les remèdes eux-mêmes. (Voyez entr'autres l'ouvrage de M. *Carrère*.)

(2) *Hippocrate*. Avis.

talent de l'observation étoit plus répandu chez les anciens peuples, que de nos jours, et que l'urgence des besoins y rendoit la sagacité plus active et plus heureuse (1). Au milieu des consultations publiques, quelques-uns acquirent une habileté supérieure à celle du commun des passans, et devinrent de vrais médecins, que l'on consulta de préférence; mais ce fut entre les mains des prêtres que passa le plus généralement la médecine, lorsqu'elle cessa d'être abandonnée au zèle des particuliers. Ils furent chez presque tous les peuples les premiers médecins, comme ils le sont encore de nos jours dans les sociétés peu avancées : ils continuèrent même chez les anciens d'exercer la médecine, long-temps après qu'elle fut devenue une profession particulière, et ils l'enseignèrent dans les temples, sous le voile des initiations. Ce voile nous dérobe l'état de leurs institutions cliniques, dont nous aurons cependant occasion de remarquer quelques traits.

Les Egyptiens sont les premiers dans l'histoire de la médecine, chez lesquels cette science se trouve pourvue d'un enseignement régulier (2). Les premiers, ils crurent avoir

---

(1) *Rudis fuit priscorum vita atque sine litteris, non minus tamen ingeniosam fuisse in illis observationem apparebit, quam nunc esse rariorem....* *Plin.* lib. xviii, cap. xxiii.

(2) Gericke, *de Scolis et Institutis medicis in Ægypto et Græcia.* Hulm, 1748. L'Ayour-veda des

assez d'observations pour les rédiger en un corps de doctrine : ils en formèrent un code sacré, qui étoit enseigné aux médecins dans les temples, et dont ils ne pouvoient s'écarter dans leurs ordonnances. On ignore si l'explication de ce code étoit accompagnée d'exercices-pratiques. Mais il est certain que cette école des temples en Egypte, acquit et conserva très-long-temps la plus haute réputation ; et, jusqu'aux temps de l'école d'Alexandrie, pendant plus de quinze siècles, les voyages des médecins (1) et des philosophes lui rendirent hommage.

Les Grecs suivent les Egyptiens ; mais les temps héroïques de leur histoire sont aussi obscurs pour les sciences que ceux des dynasties chez ces derniers. De la chûte de Troye aux guerres du Péloponèse (intervalle de 700 ans), *Pline* trouvoit dans la médecine un vide que toute son érudition ne pouvoit remplir. L'école de *Chiron* et la famille des Asclé-

---

Indiens, le premier des quatre traités sur leurs vedas, comprend la théorie des maladies et des remèdes et la méthode-pratique. (Asiatiks researches, tome 1, n°. 18. 24.) Les Chinois affectent aussi une très-haute antiquité dans leurs études médicales (*Cleyer.*) *Grundler* nous retrace son enseignement chez les Malabares ; mais les monumens de la littérature orientale, qu'on dit très-nombreux, sont encore trop peu connus pour que nous puissions y suivre l'histoire des Institutions médicales.

(1) *Orphée*, *Melampus*, *Chiron*, y voyagèrent pour la médecine avant le siége de Troye, et le médecin *Eudoxe* long-temps après *Platon*.

piades offrent seuls, dans ces temps, quelques
faits d'enseignement médical. Nous ne remarquons rien de clinique dans celui de *Chiron*. Il
se bornoit à donner des leçons orales dans sa
grotte. Cependant, divers cas de pratique con-
servés dans *Homère*, attestent dans ses élèves
des connoissances expérimentales. Une foule
de héros s'appliquèrent à la médecine sous
Chiron ; mais il eut sur-tout la gloire d'être le
maître d'*Esculape*.

On a dit qu'*Esculape* avoit été l'inventeur
de la médecine clinique, et qu'il avoit le premier visité les malades dans leur lit; du moins
pratiqua-t-il avec tant de réputation, qu'il fut
dans la suite regardé comme le dieu de la médecine, et que son nom assura à sa famille,
et aux ministres de son culte, une possession
presque exclusive de l'exercice et de l'enseignement de cet art.

La famille d'*Esculape*, dont les fils, *Po-
dalyre* et *Machaon*, assistèrent au siége de
Troyes, produisit, sept siècles après, le grand
Hippocrate, et se continua encore long-temps
après lui...... Dans cette famille célébre,
l'étude de la médecine se fit principalement
au lit des malades, et fut beaucoup plus pratique que théorique. Quoique nous ayons perdu
les histoires des Asclépiades, écrites par *Po-
lianthe*, *Pherecide*, *Érastosthènes*, *Apollo-
lodore*, *Arius*, des conjectures très-probables
peuvent y suppléer; et l'ensemble des œuvres
d'*Hippocrate* en présente les principaux traits.

L'enseignement dut exister long - temps

avant Hippocrate, et sous une forme très-expérimentale, pour préparer la collection immense d'observations générales que nous présentent ses œuvres. Si quelques-unes, qui paroissent consacrer en maximes communes, des exceptions, semblent offrir un caractère de nouveauté, un très-grand nombre suppose une longue suite d'observations; lui-même il aime à reconnoître l'antiquité de sa science.

« La médecine, dit-il (1), est toute trouvée; elle a tout ce qu'il lui faut, et depuis long-temps; le principe qui dirige sa marche est également connu; elle contient beaucoup d'excellentes choses acquises à force de temps, et qui en font espérer de plus excellentes encore pour l'avenir, moyennant toutes fois, qu'un homme capable, et instruit des découvertes dont nous jouissons, continue de procéder sur le même plan......»

Il y eut donc en médecine une science antérieure à Hippocrate. La famille des Asclépiades eut le dépôt de sa tradition, et son enseignement héréditaire fut aussi clinique que les circonstances le permettoient. Les pères préparoient dès le berceau leurs enfans à l'exercice de la médecine; ils les conduisoient auprès des malades, aussitôt qu'ils étoient en état d'observer. Comme les villes étoient petites, le théâtre de la pratique fort resserré, un seul médecin ou un petit nombre, suffisoit aux malades; le fils attendoit long-temps,

____

(1) Liv. de l'ancienne Médecine.

(15)

observant sous son père avant de lui succéder,
et continuellement exercé dans son art. On
peut en citer entr'autres preuves, l'usage dont
parle *Hippocrate* (1), « de placer au domicile
« des malades, un élève déjà instruit, et ca-
« pable de rendre au médecin le compte le
« plus exact de tous les événemens ». Les
voyages étoient un autre moyen de multiplier
les études-pratiques, et peut-être aussi la clinique des temples, dont nous parlerons, et dont
on a prétendu qu'*Hippocrate* avoit beaucoup
profité (2).

La famille des Asclépiades, partagée en
plusieurs branches, donna naissance à plusieurs écoles; celles de Rhodes, de Cnide et
de Cos furent célèbres. On se formeroit diffi-
cilement une idée exacte de la constitution

---

(1) De la Décence du médecin.
(2) Il y avoit-il dans ces familles de médecins une
tradition écrite ? *Hippocrate* paroît l'indiquer en
quelques endroits, et il est difficile de croire que
dans une science aussi étendue, aussi compliquée,
la tradition orale ait suffi pour transmettre toutes les
connoissances acquises et assurer la fidélité de ces
excellentes méthodes, dont il reconnoît l'ancienneté
et qu'il desire que l'on continue de suivre. *Galien*
remarque pour l'anatomie, que les fils des Asclépiades
y étant exercés par leurs pères, dès la plus tendre
jeunesse, il n'étoit pas nécessaire de traités particuliers sur l'art de la dissection ; mais cette remarque
ne prouve pas même qu'ils n'eusent d'ailleurs aucun
traité d'anatomie. Nous avons dû nous borner à caractériser l'état de leurs études clinques autant qu'il est
possible de le faire.

de ces écoles (1). Celle de Cnide se livroit beaucoup aux observations particulières. *Hippocrate* reproche aux Cnidiens de se borner à noter toutes les circonstances sensibles des maladies et de leurs causes, ainsi que pourroit le faire toute personne de bon sens, sans s'appliquer assez à tirer des conclusions générales de leurs observations; ce qui les portoit à trop multiplier les espèces des maladies (2).

Une autre partie de la famille d'Esculape, dévouée à son culte, rendit dans les temples fameux d'Epidaure, de Pergame, de Scyros (3), les oracles de l'art salutaire. Beaucoup d'autres dieux, Isis, Serapis, Pluton et Proserpine, Castor et Pollux, Bacchus, Vulcain, furent aussi consultés dans leurs temples; mais ceux d'Esculape, sur-tout, eurent des usages très-remarquables, et qui trouvent place dans l'histoire des institutions cliniques, quoique nous ne puissions leur accorder autant d'importance qu'on l'a fait.

Les malades alloient, en très-grand nombre, consulter ce dieu et coucher dans ses

---

(1) Les rapports géographiques et politiques de leur situation sont remarquables.

(2) Quelques autres écoles de ces temps appartiennent sous quelques rapports à la médecine; mais elles furent principalement philosophiques, et n'offrent rien en étude clinique : telles sont celles de la Grande-Grèce, de *Pythagore*, d'*Empedocle*, etc.

(3) *Pausanias* et *Strabon* en indiquent beaucoup d'autres.

temples (1). On les visitoit de sa part pendant la nuit, et on leur donnoit ses conseils. Après la guérison, les malades reconnoissans, ou les prêtres, pour l'honneur du dieu et l'avantage du public, inscrivoient sur les colonnes des temples, quelque récit de la maladie et du traitement, et les médicamens employés. Ils exposoient aussi des modéles des parties malades, des instrumens de chirurgie, des préparations anatomiques (2). Quelques-unes de ces inscriptions et de ces vœux nous sont parvenus ; on y recueille bien peu d'instruction ; mais les consultations *cliniques* et nombreuses (3), le séjour plus ou moins prolongé des malades dans le temple, leur fidélité à remplir les ordonnances, et à tenir des quinze jours de suite la diète imposée, leur exactitude à venir rendre compte des événemens, ne pouvoient manquer de donner aux prêtres-médecins une science-pratique, dont la communication fut quelquefois recherchée par les médecins mêmes.

---

(1) *Hundertmack, opere citato. Corringius, de incubatione in Fanis medicinæ causa olim facta.*

(2 Quelquefois des monumens physiques. *Hidrias, glacie ruptas in templo Æsculapii panticapeo.* Strab. lib. 1.

(1) *Erat templum (Epidauro) ægrotantium multitudine usquequaque refertum, pendentibus que tabellis in quibus sanatorum languores erant inscripti.* Strab. lib. VIII.

2

II. *Hippocrate (460 ans avant Jésus-Christ) et ses successeurs, jusqu'à l'origine des hôpitaux.*

Hippocrate, instruit dans la médecine et conduit au lit des malades par son père Heraclide, étudia la philosophie de son siècle, et ne l'appliqua qu'avec beaucoup de sagesse aux connoissances de son art. Doué du génie le plus heureux pour l'observation, pénétré de l'amour de sa profession, convaincu de son excellence et de la solidité de ses principes, il se dévoua tout entier dans une vie fort longue, à l'avancement et à l'enseignement de la médecine ; il s'entoura de disciples, les consacra par la religion du serment à son art sublime, et leur en montra continuellement et la science et l'usage (1). Nous pouvons juger par l'instruction animée, et le goût de vérité qui règnent dans ses ouvrages, qu'elle dut être la force de ses leçons cliniques. Les principes qu'il inspiroit à ses disciples sur la nécessité de prendre pour base dans l'étude de la médecine, l'observation et l'expérience, ont été réclamés sans cesse pour le perfectionnement des études-pratiques et des institutions cliniques.....

« Dans les sciences de faits, les sens sont premièrement affectés, l'esprit retient ensuite en dépôt les perceptions des objets, et se les

---

(1) *H. Meibomius* comm. in jusjur. *Hipp.*

rappelle au besoin, de la même manière dont il les a saisis. J'admets en médecine tout raisonnement qui partira d'un fait; au lieu que si on ne forme de raisonnement que d'après des probabilités, ce n'est que raisonner au hasard: c'est ce qui est arrivé et arrivera dans la suite, à tous ceux qui voudront raisonner sur la nature des maladies et les effets possibles des médicamens, avant d'avoir les faits de leur côté. Mais les malades n'ont-ils point assez de leur maladie, sans qu'il s'y joigne la peine de l'imprudence du médecin? Les grands raisonneurs sont ceux qui se trompent le plus; il faut voir, toucher, écouter, tout ce qui peut être vu, touché, entendu: la bonne leçon est celle qui procède de l'œuvre ». (*Hipp.* Avis. Du médec. etc.)

Quant à la manière dont il appliquoit ses élèves à l'étude clinique, il les conduisoit comme ses ancêtres, au lit des malades, et laissoit près d'eux les plus instruits. Il conseilloit à ceux qui vouloient se rendre habiles dans la médecine militaire, de voyager chez les nations qui avoient des armées nombreuses. Il entroit dans les plus grands détails sur la conduite à tenir au lit même des malades. » Abordez les malades avec précaution, que » vos réponses se sentent du calme de votre » esprit, non de l'agitation qui vous entoure, » et qu'elles fassent connoître que vous êtes » prêt à agir au besoin ». Enfin, il traitoit avec une dignité admirable, des vertus qu'ils devoient apporter dans l'exercice de leur art.

On nous pardonnera de citer quelques traits
du tableau qu'il en trace (1).

« Le médecin vrai philosophe est un demi
» dieu. . . . . . La sagesse et la médecine se
» tiennent de près ; tout ce que donne la
» première, la seconde le met en usage :
» mépris de l'argent, modération, décence,
» modestie, honneur, bonté, affabilité, pro-
» preté, gravité, courage dans les événemens.
» A tout ces égards, la médecine doit parti-
» ciper à la sagesse ; mais elle y tient princi-
» palement en ce qui concerne la connois-
» sance de la divinité, vers laquelle elle est
» ramenée sans cesse ». (de la dec. du méd.)
Depuis *Hippocrate*, la médecine cessa
d'être renfermée dans des familles particulières, et concentrée dans un enseignement
héréditaire ; l'étude-pratique parut y perdre.
Polybe, *Dioclès*, et quelques autres, en
soutinrent encore l'honneur, mais en général elle déclina beaucoup ; on s'écarta de la
marche rigoureuse et de l'observation lente et
soutenue, qu'*Hippocrate* avoit tant recommandées, en suivant les traces de ses ancêtres, et dont ses excellens recueils d'aphorismes prouvoient les avantages. Les progrès
que l'anatomie commençoit à faire, multiplièrent les questions physiologiques, et atti-

---

(1) L'auteur du *Voyage d'Anacharsis* a présenté
d'une manière heureuse toute la morale médicale
d'*Hippocrate*, dans un discours qu'il lui fait tenir.
Voyage d'Anacharsis, tome VI, page 279.

rèrent l'attention principale ; on s'appliqua beaucoup plus à disserter sur la nature de l'homme, sur celle des maladies, sur les médicamens, qu'à observer, et la médecine s'apprit, ou fut enseignée par systèmes et sans études-pratiques. *Platon* caractérise bien cette fausse science dans un de ses dialogues. *Socrate* s'adresse ainsi à *Phédon :*

Socrate. « Si quelqu'un se présente à *Erixi-maque* ou à son père *Ammene*, et leur dit : Je sais ce qu'il faut appliquer au corps humain, pour l'échauffer et le raffraîchir à mon gré ; je sais faire vomir et purger, je sais bien d'autres choses semblables ; je suis médecin, et capable d'apprendre aux autres la médecine ; que lui répondront-ils, *Phédon* » ?

Phédon. « Ils lui demanderont sans doute s'il sait à qui, quand, et comment il convient d'appliquer ses remèdes ».

Socrate. « Mais s'il répond qu'il l'ignore parfaitement, et que ces applications seront l'affaire de ceux auxquels il aura fait part de sa science, que dire à cet homme » ?

Phédon. « Qu'il n'est qu'un insensé qui, pour avoir appris la médecine dans les livres, se croit médecin, sans rien entendre à la pratique ».

Aussi Platon ne veut dans sa république que des médecins qui, « outre l'étude requise, » aient vu dès leur jeunesse beaucoup de ma- » lades ».

Deux siècles après *Hippocrate, Erasis-trate et Hérophile* professoient à Alexandrie toutes les parties de la médecine avec le plus grand éclat; mais quoique ces deux illustres médecins fussent des praticiens célèbres, les études anatomiques furent, sous eux, les plus florissantes, et firent leur principale gloire. Leur école et celles que fondèrent leurs nombreux disciples, n'eurent point d'institution clinique remarquable. On n'en trouve pas non plus chez les Empiriques, qui durent cependant, s'ils furent fidèles à leurs principes, donner aux études une direction essentiellement pratique. On peut croire que s'ils avoient eu des moyens assez avantageux, ils eussent fait faire à la médecine des progrès considérables; car les Empiriques d'alors, fort différens des charlatans, auxquels on donne aujourd'hui ce nom, étoient de vrais médecins qui admettoient autant qu'il convenoit le raisonnement, et différoient peu des dogmatiques les plus sages. L'histoire des Empiriques, comme celle des autres anciennes sectes de médecins, roule plus sur leurs principes que sur les institutions de leurs études et leurs moyens d'observation.

La médecine des Grecs, introduite à Rome au cinquième siècle de son ère, fut d'abord mal accueillie et peu cultivée. Dans la suite, elle eut, dans cette ville, ses écoles (1) et ses

____

(1) Il y avoit une école publique de médecine aux Esquilies, dont il a subsisté quelques monumens. *Mercur.* de Arte Gymnast. liv. I, cap. VII.

(23)

sectes, mais d'un caractère bien peu favorable aux études cliniques. Telle fut la secte d'*Asclépiade* qui, de rhéteur devenu médecin célèbre, établit avec éclat un nouveau systême, et se soucia peu d'appeler ses élèves dans les sentiers pénibles de l'observation (1). Telle fut celle de *Thémison*, qui trouvant le systême d'*Asclépiade* trop compliqué, chercha encore des voies plus courtes, et donna sa méthode abrégée du *strictum, laxum et mixtum*. Ses *méthodistes* surent encore mieux que les *dogmatiques* d'*Asclépiade* se passer d'études cliniques. Six mois suffisoient (2) pour se mettre au courant de la médecine. Muni de l'hypothèse commode, on se lançoit dans la pratique ; et le trait piquant de Juvénal,

Quot *Themison* ægros autumno occiderit uno,

n'avoit rien de trop décourageant pour les méthodistes de son temps ; il prouvoit clairement que les malades n'avoient point manqué à *Thémison*.

Quelquefois l'expérience suppléoit au vice des institutions premières. *Cœlius Aurelianus*, grand partisan de la *méthode*, n'en fut pas moins un praticien habile ; nous avons de lui des descriptions générales des maladies,

---

(1) *Durabat tamen antiquitas firma, magnasque confessæ rei vindicabat reliquias, donec Asclepiades medicinam ad causam revocando conjecturam fecit. Plin.* lib. 2, cap. 3.

(2) *Thessalus*, méthodiste célèbre, se vantoit d'enseigner toute la médecine en six mois.

fort estimées, et il donne sur leur traitement les détails les plus précis. *Arétée*, qu'on range ordinairement dans la secte pneumatique, dut sans doute également son mérite beaucoup plus à son expérience propre qu'aux études de sa secte; et il en a été de même dans tous les temps de la plupart des médecins vraiment recommandables.

L'histoire des institutions cliniques a peu de faits à recueillir, depuis *Hippocrate* jusqu'à *Galien*. Rien ne remplaçoit la longue éducation clinique des anciens *Asclépiades ;* les hôpitaux n'existoient pas encore ; les écoles n'avoient aucun moyen d'étude-pratique ; il falloit se former soi-même son expérience, en exerçant son art avant de l'avoir véritablement appris, ou bien s'attacher d'abord à la pratique de quelque médecin; ressource rarement avantageuse, et qu'un petit nombre peut mettre en usage d'une manière convenable. Nous trouvons un fait assez curieux dans *Martial*, sur cette clinique des maîtres particuliers. Il se plaint ainsi de son médecin *Symmaque*, liv. 5. épig. 9 :

Languebam, sed tu comitatus protinus ad me
Venisti centum *Symmache* discipulis;
Centum me tetigere manus, aquilone gelatæ,
Non habui febrem, *Symmache* nunc habeo.

Quelle que soit l'exagération du poëte, il résulte de ce récit que *Symmaque* conduisoit un grand nombre d'élèves chez ses malades, et qu'il leur faisoit vérifier eux-mêmes l'état des symptômes. Mais ce trait demeure isolé (1); nous n'avons aucuns détails sur les visites des élèves avec leurs maîtres : l'usage en étoit - il commun, ou fut-il particulier à *Symmaque?* *Thessalus* avoit paru comme lui en public, conduisant un grand nombre de disciples ; mais il ne paroît pas que ce fut par zèle clinique : on lui reprochoit de s'en entourer par ostentation, et afin qu'ils se chargeassent à l'envi de prôner leur maître. S'il en étoit ainsi, on pouvoit renvoyer *Thessalus* à *Ménécrate*, qui avoit su jouer un rôle encore plus pompeux sous *Philippe de Macédoine,* faisant marcher en triomphe à sa suite les malades mêmes qu'il avoit guéris.

Au second siècle de notre ère, *Galien* répandit un nouvel éclat sur la médecine, et sembla né pour faire revivre les bonnes études. Imbu de la saine doctrine d'*Hippocrate,* philosophe savant, bon observateur, écrivain éloquent, versé dans toutes les sciences relatives à la médecine, affectant la neutralité entre les sectes, il se proposa d'allier dans leurs justes proportions l'observation et le raisonnement ; mais il se laissa trop emporter dans ses écrits par son génie, et par les habitudes de ses études scholastiques, du côté du raisonnement. Son œuvre immense, loin d'ouvrir le retour à l'observation, devint le texte des études conten-

____

(1) *Zarotti* n'a point commenté cette épigramme. C. *Zarotti Comm. in Martialis epig. quæ ad medicinam faciunt.* in-4°.

tieuses des âges suivans , et fit de plus en plus oublier les exercices simples de la médecine clinique, Ce qu'il avoit professé de plus sage sur l'étude de la médecine, se trouva perdu dans un amas de recherches vaines·et d'une sorte d'érudition accablante sur les systêmes et les disputes des sectes, et ne fut point saisi (1). Il avoit cependant établi en beaucoup d'endroits les vrais principes. « On n'apprend, dit-il, au-
» cune science, sans en embrasser et les mé-
» thodes générales et les détails particuliers.
» On ne peut ni pratiquer avec succès la mé-
» decine, sans s'exercer beaucoup auprès des
» malades , ni s'exercer avec fruit , sans avoir
» les connoissances générales ». (*Meth. med. lib.* 9.)

Après *Galien* , la médecine qu'il n'avoit pu rappeler à une meilleure marche, alla toujours en déclinant; et sa décadence se marqua surtout dans la direction de plus en plus vicieuse des études. *Oribase* , *Ætius* , *Alexandre de Tralles* , *Paul d'Egine* , faits pour briller au premier rang, dans des circonstances plus heureuses, restèrent presque dans la classe des compilateurs ; ils n'ajoutent rien à l'histoire des études-pratiques; et, laissant au célèbre *Freind*(2) à assurer avec une critique judicieuse les droits qu'ils ont d'ailleurs à notre estime , nous nous bornons à indiquer le tableau plein

______

(1) *Voyez* sur le choix à faire entre ses ouvrages , la notice critique de M. *Pinel* , *Méthode d'étudier en médecine.*
(2 , *Freind* , Hist. de la Méd.

de goût , qu'*Alexandre* a donné du vrai médecin (1).

III. *Origine des hôpitaux. Médecine des Arabes.*

On place l'origine des hôpitaux au quatrième
siècle (2), et c'est une époque bien intéressante
dans l'histoire des études cliniques et de l'enseignement de la médecine-pratique. *Morgagni* regrette vivement que les anciens n'aient
pas joui de ces établissemens, et ne doute pas
que, par leur moyen, ils n'eussent fait faire
de bien plus grands progrès à la médecine (3).
Cependant, ce n'est que dans les temps les
plus modernes qu'on en a connu tous les avantages.

Les Grecs et les Romains n'avoient point eu
d'hôpitaux (4). La charité des chrétiens institua les premiers. Vers l'an 380, *Fabiola,* dame
romaine, ouvrit sa propre maison aux malades,
et ce fut, selon *S. Jérôme ,* le premier hôpital

---

(1) *Alex. Trall.* Lib. medic. xii.

(2) *Freind ,* Hist. de la Méd. *Schultzius ,* Dissert.
ex professo. com. acad. imperial. tom. xiii. class.
hist. *Morgag.* loc. cit. *Peyrilhe ,* Hist. de la Chirurg.
tom. 2. *Encycl.* Antiquités , art. Hôpit.

(3) *Quanto majorem ad raros , sed etiam vul-
gatiores morbos observandos nobis præbent oppor-
tunitatem nosocomia , tanto sæpius vicem doleo
priscorum medicorum qui iis caruerunt.* Morgagn.
epis. ded. lib. iv.

(4) Νοσοκομειον , *nosocomium receptaculum ægrotorum ,* ne se trouve point avant S. *Jérôme , Isi-
dore ,* etc.

qu'on eût vu : *prima omnium nosocomium instituit.* (Hier. Epist. ad Oceanum.) Il paroît cependant que ces établissemens avoient commencé plutôt en Orient, et qu'ils s'y étoient déjà fort multipliés. Il étoit d'usage d'établir dans chaque ville, près de la principale église, un hôpital pour les malades et plusieurs autres sortes d'hospices (1). L'empereur *Julien*, occupé du projet de rétablir le paganisme, et d'anéantir le christianisme par l'ascendant de sa politique, redouta beaucoup l'influence de cette charité généreuse, et s'efforça de rivaliser avec elle. (*Jul.* Epist. ad Arsac. Pontif.)

Les hôpitaux, à leur origine, servirent plus à satisfaire la bienfaisance des chrétiens, qu'à perfectionner la médecine. Les études se firent comme aux époques précédentes : l'école d'Alexandrie étoit si célèbre alors, qu'*Ammien Marcellin* dit qu'il suffisoit d'y avoir étudié, pour avoir toutes sortes de droits à l'exercice de la médecine ; mais nous n'apprenons point qu'elle eût d'études cliniques.

Il existoit à Nisapur, en Perse, une autre école de médecine, moins connue que celle d'Alexandrie, et cependant très - florissante ; on y trouve les hôpitaux rapprochés des écoles

______

(1) *Xenodochium, peregrinorum receptaculum. Gerocomium, locus in quo senes valetudine aut senio confecti aluntur.... Morotrophium amentium receptaculum... Blephotrophium, locus pauperum infantium educationi dicatus..... Orphanotrophium*, etc. Ducange, *Hist. Bysantina.*

de médecine avant le temps des Arabes, auxquels on attribue ordinairement l'honneur de
cette heureuse idée (1). Fondée en 272, par
Aurélien, cette école fut composée de médecins grecs, qui firent revivre la médecine
d'*Hippocrate* dans tout l'Orient. Elle subsista
pendant plusieurs siècles, et ce fut là sans
doute que se formèrent *Rhazès*, *Aliabbas*,
Avicenne, et les Arabes les plus célèbres,
qui furent élevés dans la partie la plus orientale de l'Asie; cette école, qui étoit chré-
tienne, avoit près d'elle un hôpital : *Mesué* le
dirigeoit, lorsqu'*Almanzor* fit venir de Nisapur les professeurs de sa nouvelle école de
Bagdad, et l'appela pour lui confier l'hôpital
de cette dernière ville. *Mesué* avoit été élevé
par les *Bactisjesu*, famille très-ancienne de
médecins, qui retraçoit à Nisapur l'enseignement clinique héréditaire (2) des *Asclépiades*,
et qui posséda encore long-temps sous les califes la plus haute réputation d'expérience.

Bagdad (3), Antioche, Harran, eurent, au
huitième siècle, des écoles célèbres de médecine, et auprès d'elles s'élevèrent de grands

---

(1) *Freind*, Hist. médic. ; *Haller*, Bibl. med.
pract.

(2) On trouve chez les Arabes plusieurs de ces
familles de médecins, et l'expression *filii medicorum*
fort en honneur.

(3) *Rhazès* fut choisi entre cent des plus célèbres
médecins qui demeuroient à Bagdad, pour succéder
à *Mesué*, qui en dirigeoit l'hôpital depuis 40 ans.

hôpitaux où les bienfaits de l'instruction s'associèrent à ceux de l'humanité. Des Califes, amis des sciences, s'occupoient de leur restauration avec autant de zèle que leurs prédécesseurs avoient mis de fanatisme à les détruire ; et la médecine étoit sur-tout l'objet de leurs plus grands efforts. Les livres de cette science avoient été épargnés lors de la destruction de la bibliothèque d'Alexandrie ; son enseignement avoit même continué dans cette ville. Les nouvelles écoles recueillirent ces restes précieux ; les médecins les plus célèbres furent appelés pour y professer et pour diriger la pratique et les études cliniques des hôpitaux. Ces études furent dès-lors recommandées fortement par les grands maîtres : « *Expedit* » *quærenti artem plurimùm hospitalia et* » *domos ac loca infirmorum frequentare* » *propter multas eorum medelas, cum ma-* » *gistris et peritis medicis,* » dit *Aliabbas* (1).

Malgré ce rapprochement heureux des écoles et des hôpitaux, et le dévoûment avec lequel les médecins arabes cultivoient leur art, il leur dut en général peu de progrès du côté de l'observation. *Fundamenta artis, integram*

---

(1) Mêmes conseils, extraits d'*Avicenne*, d'*Averrhoës*, *Alpharabus*, *Isaac*, etc., par *G. Zerbus*, cantelæ medic. rappelés aussi par *Valleriola*, Comment. in lib. Gal. de constit. art. Beaucoup de titres d'ouvrages sur la manière d'étudier la médecine, se trouvent sur les listes des œuvres des Arabes ; la plupart n'ont point été traduits.

*et plenam morborum historiam ferè ne-
glexerunt, cùm tamen nosodochia eggre-
gia instructa et ad morborum progressus
et eventus observandos aptissima haberent;
neque eorum ullus aspiravit ad ejus modi
studium quale in epidemicis Hippocratis
præivisset.* Tel est le jugement de *Haller* (1),
qui admet au reste des exceptions honorables,
sur-tout pour les excellentes descriptions de la
petite vérole, par *Rhazès.*

IV. *Etat des études cliniques depuis le
commencement des universités jusqu'au
dix-septième siècle.*

Les Arabes qui occupent pendant plusieurs
siècles l'histoire des études médicales, com-
mencent celle de la clinique des hôpitaux. Ils
avoient porté leurs institutions par-tout où ils
avoient pénétré; et l'Espagne avoit à Séville,
à Tolède, et sur-tout à Cordoue, des écoles
et des hôpitaux célèbres. Les médecins des
autres pays de l'Europe alloient y puiser leur
science. Un prince, d'un génie supérieur à son
siècle, *Charlemagne*, dans le même temps

____

(1) *Haller*, lib. med. pract. tome 1, page 378.
Quelques titres d'ouvrages, qui ne sont pas traduits,
annoncent des recueils d'observations faites dans les
hôpitaux. *Rhazès, observationes in nosodochio Bimaristen facta.... Misusach experimentorum nosocomii Bimaristen*, etc. *Freind* a défendu avec force
la cause des Arabes. Hist. med. *Voyez* le jugement
qu'en porte M. *Desgenettes*, Hist. médic. de l'armée
d'Orient, 2e. partie, page 7.

que les califes donnoient en Asie le plus grand éclat aux sciences, s'étoit efforcé de faire renaître les lumières en Occident ; il avoit fondé l'école de Salerne, et la médecine avoit eu part aux études de son palais, devenu le berceau des universités. Mais aucun établissement clinique n'avoit eu lieu : il ne se formoit point de praticiens comparables à ceux de la médecine arabe ; et on continua, dans le dixième, le onzième et le douzième siècle, à se rendre en Espagne. Dans le douzième et le treizième, on voyageoit aussi en Italie, et en France, à Montpellier et à Paris (1), mais l'enseignement se bornoit à des lectures et à des commentaires. L'anatomie de *Théophile,* la physiologie d'*Aristote,* la diététique d'*Hippocrate* et de l'école de Salerne ; pour la pathologie, les livres aphoristiques d'*Hippocrate* et des extraits de *Gallien ;* pour la thérapeutique, les Arabes, *Nicolas de Myrepse, Jean Damasiène* (2) ; enfin, la botanique de *Dioscoride,* la chirurgie d'*Albucasis,* formoient le texte

---

(1) Le reste de l'Europe étoit encore moins avancé que ces deux pays. *Voyez* la situation de l'Angleterre à cette époque pour la médecine. *Aikin,* Biographicals memoirs of medecin. in Gr. Brit. 1780.

(2) Le nom seul des Arabes semble réveiller maintenant l'idée de la polipharmacie la plus dégoûtante, peut-être s'y livroient-ils moins dans la pratique que dans leurs écrits. *Medicamenta tibi pauca et certa usurpanda sunt,* dit *Damascène* à son fils. Aphor. 19, *eaque quibus maxime usu fidere possis, nam si volueris multa assequi eo venies ut nulli tuto fidere possis.... sit experientia judex,* etc.

des

des leçons ; on y joignoit quelques traités particuliers, celui de *Théophile*, sur le pouls et les urines, etc. On choisissoit dans les grands ouvrages d'*Avicenne*, de *Rhazès*, d'*Averrhoés*, d'*Avenzoar*, etc. Ce tableau, que donne *Hazon*, des études de l'école de Paris, vers le milieu du douzième siècle (1), présente un système étendu d'enseignement sur toutes les parties de l'art., et prouve l'émulation de ses premiers efforts (2); mais on n'y découvre aucune trace d'étude expérimentale. *Hazon* remarque seulement que les médecins les plus habiles des écoles se réservoient la leçon de médecine-pratique ; les bacheliers traitoient les élémens.

Suivant *Riolan*, au commencement du quatorzième siècle les praticiens se faisoient suivre chez leurs malades par un cortége nombreux d'éléves ; ce qui obligea la faculté à porter, en 1335, un décret qui statuoit que « chaque » médecin ne seroit accompagné, allant voir » les malades, que de deux ecoliers ou bache- » liers, d'autant qu'ils faisoient gloire d'en » avoir sept à huit ». Ces dernières expressions annonceroient de l'ostentation dans ce procédé ; mais le fait lui-même est révoqué en

---

(1) *Hazon*, Notice des hommes célèbres de la faculté de Paris.

(2) Le nombre des étudians y répondoit. *Nec legimus tantam aliquando fuisse scolarum frequentiam Athenis vel Ægypti, vel in qualibet mundi parte*, écrivoit *Rigord*, au commencement du treizième siècle.

doute (1), et la citation du décret regardée comme apocryphe.

Dans ce siècle, il existoit déjà des écoles dans la plupart des grandes villes : celle de Padoue commençoit cette réputation brillante dont elle a joui si long-temps pour la médecine-pratique (2). On commence aussi à trouver des praticiens estimables (3); et ils insistent, lorsqu'ils traitent de la manière d'étudier la médecine, sur la nécessité de l'expérience. *Nullus quantùmcumque studiosus fuerit in actu curationes exire præsumat, nisi priùs quàm multò curare viderit.* (Nicolùs, Serm. med.) Les actes des facultés les plus anciennes consacrent également ce principe.

Dans le quinzième siècle, on apperçoit les premiers essais de l'anatomie pathologique, complément nécessaire de l'étude clinique. *Benivenius* joignit un des premiers à ses observations, l'ouverture du cadavre et la recherche des causes de mort (4). On ne trouve

______

(1) *Riolan*, Recherches curieuses, etc. page 185 ; Critique de M. *Peyrille*, Hist. de la Chir. tom. 2.

(2) *Pierre d'Apone* en étoit l'ornement. Son buste fut placé auprès de celui de *Tite-Live :* on lisoit à l'inscription : *Medicinâ scientissimus....* Sa gloire se soutint long-temps, et quand l'imprimerie fut en usage, ses nombreux ouvrages, son *Conciliator* surtout, eurent un nombre étonnant d'éditions.,... Tout est oublié ! *Goulin*, Mém. litt. de Médec.

(3) *Voyez* les Remarques de *Lorry* sur *Valescus* de *Tarenta* ; Recherches d'*Astruc*, sur la Faculté de Montpellier. Disc. prélim.

(4) « *Benivenius primus glaciem fregit, primus*

que peu de traces de l'anatomie pathologique dans l'antiquité. *Pline* dit qu'en Egypte les rois eux - mêmes s'y adonnèrent : *Phtisim cordi intùs inhærentem non alio potuisse depelli compertum est in ÆEgypto, regibus corpora mortuorum ad scrutandum morbos insecantibus* (1). Mais ce témoignage et quelques autres épars, n'ont pas paru suffire pour assurer les droits des anciens en ce genre d'observations (2).

Ces premiers essais d'anatomie pathologique, ne purent être appliqués aux études publiques, dont à peine l'anatomie élémentaire commençoit elle-même à faire partie ; les études n'avoient rien de clinique, elles étoient plus que jamais scolastiques, et les Arabes (3)

» *observationes proprias protulit, liberè que de* » *medecinâ sentire et pronunciare ausus est, dis-* » *sectionibus corporum ex occultis diuturnisque* » *morbis peremptorum adhibitis.* » (Schenk. obs. præf.)

(1) *Plin.* lib. xix, cap. iv. Le célèbre *Goulin* trouve ici une altération manifeste de copiste, et propose de lire, *insecare sinentibus.* Encycl. méth. art. *Hipp.*

(2) Hist. de la Chirurg. *Morgagni*, epist. dedic. Dans celle du 4e. livre, il ne place qu'au commencement du 16e. siècle l'origine de l'anat. path. *Si vel postea quàm nosocomia esse cœperunt, morbos non in ægrotantibus solum, sed et in denatis post quamcumque ægrotationem examinare licuisset ; ii per insecuta decem ad modum sæcula medicæ facultatis progressus fuissent quos conjicere facile est ex his quos fecit postquam tandem utrumque illud permitti cœpit circa initium sæculi XVI.*

(3) Les Croisades, en ouvrant avec l'Asie de

y dominoient généralement. Voici de quelle manière *J. Cornarius* parle des écoles de ce siècle, et même de celles de son temps, au commencement du seizième (1).

« On lisoit et on expliquoit *Avicenne*,
» alors le prince des médecins, et *Rhazès*, sur-
» tout le neuvième livre, où l'on prétendoit
» trouver tout ce qui peut regarder la manière
» de guérir les maladies. On citoit aussi des
» praticiens plus modernes, un *Bertrucius*,
» un *Gatinaria*, un *Guaynerius*, et un
» grand nombre d'autres ; mais on ne tenoit
» pas plus de compte des médecins grecs que
» s'il n'y en avoitjamais eu, si ce n'est qu'on fît
» mention quelquefois d'*Hippocrate*, de *Ga-*
» *lien*, de *Dioscoride*. On avoit de quelques-
» uns de leurs traités, des traductions latines
» très-barbares, dont on lisoit dans ces écoles
» quelques passages, lorsque les princes Arabes
» étoient d'humeur de céder la place ; ce qui
» n'avoit lieu que rarement ».

Après la prise de Constantinople, ou plutôt après que les *Aldes*, au commencement du seizième siècle, eurent donné les premières éditions des médecins grecs, on revint généralement à l'étude de ceux-ci ; mais si ce retour préparoit celui de la médecine d'observation, les travaux pénibles de l'érudition devoient long-temps précéder son règne. On supposa

---

nouvelles communications, avoient encore contribué beaucoup à propager l'étude des Arabes.

(1) Préface de sa traduction de *Paul d'Egines.*

d'abord que les inventeurs avoient assez observé la nature, et qu'il s'agissoit seulement de
les bien entendre ; on reconnut ensuite que
pour les bien entendre, il falloit observer soi-
même, et plus tard encore, que l'observation
devoit être elle-même l'étude fondamentale.

Dans cette marche, le système des études
ne pouvoit recevoir que lentement les changemens qui devoient y introduire la clinique,
et il y en a peu à remarquer dans le seizième
siècle. Grecs ou Arabes, on lisoit, on commen-
toit, on disputoit, et on quittoit les écoles sans
avoir fait aucune étude clinique. Des esprits
impatiens de cet état des études, et cherchant
des voies nouvelles, se livrèrent aux écarts
les plus extraordinaires. On sait quels furent
les excès de la secte des chimistes, qui jura
pour-ainsi-dire la perte de la médecine des
écoles, et n'eut à lui opposer que des théories
insensées, mêlées depuis, à la vérité, dans les
écrits de *Vanhelmont*, de vues profondes sur
les forces vitales.

Les auteurs qui traitèrent *ex professo*, dans
ce siècle, de la manière d'étudier la médecine,
n'indiquèrent aucune amélioration (1). Une

---

(1) Ils sont cependant nombreux dans ce siècle.
Schenkius donna, en 1607, un recueil de plusieurs
de ces traités ; on peut remarquer que l'ayant fait dans
l'intention d'éclairer l'autorité publique, qui s'occu-
poit de restaurer les études médicales, ils ne lui four-
nirent l'idée d'aucun établissement clinique. *Schenkius
Enchiridion, de formandis studiis medicis et scolâ
medica constituendâ.*

analyse générale des écrits de ce genre aux différentes époques de l'art, ne seroit pas sans intérêt dans l'histoire de la médecine et de ses études, soit qu'ils aient influé sur elles, ou qu'ils en expriment seulement les divers états. Nous ne pouvons les considérer ici que relativement aux études-pratiques ; et sous ce rapport, ils offrent bien peu de choses à cette époque-ci. Ces auteurs, après avoir traité des dispositions requises pour entreprendre l'étude de la médecine (1), exposent les méthodes à suivre pour profiter des leçons et des lectures, et procédant à la division de l'art en ses branches, donnent dans chacune un tableau plus ou moins raisonné des ouvrages à étudier ou à consulter. Tous conseillent un certain nombre des mêmes auteurs, devenus classiques ; mais plusieurs en ajoutent d'autres, sans mesure, et présentent plutôt un index bibliographique sur chaque matière, qu'une direction et un choix de lectures. Ces conseils donnés, le plus grand nombre de ces guides abandonne l'élève ; ils l'avertissent bien ordinairement de la nécessité où il sera, après avoir fait les longues études qu'ils lui indiquent, d'en commencer une nouvelle fort différente, celle de la pratique ; mais ils ne lui offrent point les moyens d'acquérir, avant de s'y livrer, une

______

(1) Ordinairement ils prennent pour texte ce passage où *Hippocrate* demande ces six choses: « Des talens » naturels, une bonne éducation, de bonnes mœurs, » étudier jeune, l'amour du travail et du temps ». *Liv. du Médecin.*

science plus solide, et ils l'abandonnent aux
leçons tardives et périlleuses de l'expérience
personnelle(1).On aime cependant à retrouver
dans un petit nombre cette sollicitude ulté-
rieure pour leur élève. Ils s'efforcent de le retenir long-temps après les études académiques
auprès des praticiens, afin qu'il se livre avec
eux à l'observation clinique, espérant trop d'un
moyen qui, très-bon en lui-même, exige un
concours de circonstances favorables qu'on ne
sauroit le plus communément réunir, ni dans
la pratique de la ville, ni dans la visite rapide
des grands hôpitaux.

Nicolus nous a déjà offert, dans le quatorzième siècle, ce conseil aux élèves, de
s'attacher à suivre les praticiens. A la fin du
quinzième, *Gabriel Zerbus* le renouvelloit
avec force : *Expedit studiosis suadere ut
non totam adolescentiæ tempus in theoriâ
prætereant et in quorumdam modernorum
speculationibus ne in illis theoriæ gyris
et Meandris veluti inter Sireneos sco-
pulos insenescant.... Postquam in medicinâ quis satis edoctus fuerit familiarem*

---

(1) *Mercurialis* donne les meilleurs conseils à ce
sujet. *Non quilibet et numerosiores autores amplec-
tendi, sed probatissimi et per multa sæcula a viris
doctis pertriti.... Illos absque aliorum commenta-
riis, qui et confundere judicia et ingenia ad veri-
tatem indagandam pigritiora reddere soleunt,
legatis ... compendia et epitomes quibus non nulli
brevi artem edocturos, pollicentur tanquam perni-
ciem summam fugiatis, etc.* De stud. med. 1574.

*se doctori suo aut alteri facere expedit :
eumque comitari ut videat et ipse exerceat
qu doctus fuerit, et sic oculatà fide vi-
dere , certior enim aure arbiter est ocu-
lus* (1): . . . .

Quand au seizième siècle, voici quelles
étoient les expressions de *Placotomus* et de
Castellan , professeurs célèbres :

*. Nec natura sola , nec sola præcepta sine
multo usu artifices efficiunt. . . . Ubi in his
studiis vos satis exercitatos intellexeritis ,
tunc peculiarem aliquem virum deligite
qui usum artis demonstret; cujus consue-
tudine ad ægrotos assidue utamini. Valde
si quidem grave est ex solis libris mutis
que magistris , priusquam judicium exemplis multo tempore confirmatum fuerit tam
arduam et periculosam artem profiteri.* PLA-
COTOMUS (2).

*Neque quisquam ex libro artis opifex
evadit. . . . Sed qui artem exerçentes longo
tempore secutus illorum consilia observa-
verit ; multa que per manus ab illis quo-
dammodo acceperit , quæ nullà scribendi
facilitate aut dici aut explicari possunt et
solà autopsià cognoscantur.* CASTELLA-
NUS (3).

---

(1) Gabriel. Zerbus. *Cantelæ medicorum. Papiæ,*
1491.

(2) Placotomus *orat. de medicinà addiscendà ,*
1552.

(3) Castell. *orat. de stud. in facult.* Paris, 1555.
Schenkius , *Enchirid. de formandis stud. med.*

Ces conseils sont pressans, ils contiennent un témoignage très-fort en faveur de l'étude clinique; mais comme cette méthode de suivre les praticiens, quelle qu'en fût d'ailleurs la valeur réelle, ne faisoit point partie des études régulières, et qu'on entroit dans les droits de la profession, indépendamment de ces exercices, il étoit à craindre que le plus souvent on ne s'en dispensât. Plus on avoit étendu les études de l'école, plus il étoit probable qu'on se hâteroit de racheter ce temps, et qu'un petit nombre seulement, s'imposeroit le devoir, avant d'exercer son art, d'en acquérir une science plus certaine. Il falloit que l'étude pratique entrât dans le plan même de l'enseignement public, et qu'on soumît les candidats en médecine, à ses exercices réguliers. *Memmius* (1), en 1564, s'adressant aux magistrats d'Utrecht, les exhorte fortement à établir un enseignement et des examens cliniques: *Sæpe videmus constantissimos in disserendo viros, in morbis coram discernendis infelicissimos. Igitur non ex disputationibus medicinam exercitandi veniæ consentiri opportet. Ita ubi quis non unum duntaxat affectum, sed varios non solum judicarit, verum etiam præsentibus remediis profligaverit, medicinæ tandem excitationis consensum impetrare decet.... Proinde ex lectorum munere, erunt a lec-*

---

(1) Memmius, herendaliis apud Ultrajact. Batav. med. *De recto medic. usu.*

*tione, aut alioquin ubi opportunum fuerit,
ad aegros auditores deducendi : ibique
cum illis ineunda ratio quo pacto ex præ-
senti morborum statu elicienda medendi
regula.... Ita manu quasi ad exercitatio-
nem sunt deducendi alioquin huc nun-
quam citrà grave reipublicæ damnum
perventuri. O tempus, studiumque Hippocratis deploratione dignissimum,* etc.
Nous ignorons quel succès eut cette récla-
mation. Au commencement du siècle, le col-
lége germanique avoit demandé au sénat vé-
nitien, qu'un professeur fût chargé à Padoue
d'un enseignement-pratique, dans l'hôpital
même (1); on ne voit point non plus que
cela ait eu lieu.

Les réglemens qui obligoient les étudians à
fréquenter les malades pendant la licence,
réglemens qui, dans quelques universités,
remontent à ces temps, consacroient l'alliance
desirée de la clinique avec les études académiques, mais seulement pour-ainsi-dire en
principe, et sans donner à cette partie un
développement bien avantageux. On peut
aussi rapporter aux mêmes temps, les usages
probatoires des colléges de médecine des différentes villes, qui ne furent dans l'origne,
qu'une sage précaution contre l'abus des titres
insignifians avec lesquels on entroit immédiatement dans la pratique. Des détails sur
ces usages (2), ne serviroient qu'à marquer

______

(1) Papadopuli, *Hist. gymm. Patav.*
(2) Perez, *ad Titul. de profes. med.* n° 21.

encore ce besoin de bonnes institutions cliniques, ressenti d'âge en âge, et n'ajouteroient rien à leur histoire. Ce n'est que dans le siècle suivant, qu'on les trouve pour la première fois établies sous une forme capable de remplir le vœu des savans, et le vide des études.

V. *Dix - septième siècle. Premières cliniques Des cliniques dans le dix-huitième siècle. Epoque actuelle.*

Le dix-septième siècle, qui nous offrira quelques cliniques analogues à celles que nous possédons actuellement, a d'ailleurs peu différé du précédent pour le système général des études médicales. Les accroissemens considérables que reçurent l'anatomie, la botanique, la chimie, ne firent qu'augmenter le défaut de proportion qui existoit déjà entre les études théoriques et les études-pratiques ; les meilleurs esprits, rebutés par le défaut de méthodes expérimentales en médecine-pratique, parurent se livrer de préférence à ces sciences. Les auteurs qui écrivoient sur la manière d'étudier (1), surchargeoient d'une sorte d'érudition universelle leurs plans d'étude, et faisoient

______

(1) *Hoffman*, en 1726, a donné, d'après *Schelhamer*, un recueil qui contient *Corringius, Bartholin, Vanderlinden, Castelli, Rhodius*, les notes de *Schelhamer* et ses propres conseils. *Pons, Francus, Smidth, Heurnius, Sennert*, et une foule d'autres,

moins considérer la médecine, **comme une
science propre qui peut avec succès emprunter de plusieurs autres, que comme un com-
posé de ces autres sciences qu'il faut que le
médecin embrasse et approfondisse au-delà
des forces réunies de plusieurs savans ; manière de voir bien funeste, qui exposoit la médecine à n'avoir dans son sein que des anato-
mistes, des physiologistes, des chimistes, des
botanistes, des mathématiciens, et très-peu
de médecins.**

Quant à l'étude-pratique, la plupart de ces
auteurs reconnoissent la nécessité **d'observer
soi-même pour acquérir de l'expérience ; très-
peu indiquent les moyens de le faire, et le
genre des exercices auxquels il convient de
se livrer.** *Rhodius* demande **six années** pour

---

se sont également exercés sur les études médicales.
On ne trouvera dans tous, quant aux études-pratiques,
que quelques conseils généraux. La compilation donnée sous le nom supposé de *Sempronius Gracchus*,
retrace presque tous les conseils des autres traités ;
mais l'œuvre de *Corringius* est la plus complète pour
l'indication et la critique des auteurs à étudier ou à
consulter. *Corringius, vir incomparabilis erudi-
tionis*, dit *Boerhaave* (de Stud. med.), *pauci sunt
qui super eum in hujus modi exercitatione excel-
luerunt.* Voyez aussi sa préface des Observations de
Salmuth. On peut encore rapprocher de ces traités
ceux donnés sous le nom d'*Instituts de Médecine*,
et présentant un tableau systématique abrégé des
sciences. Ils se sont multipliés beaucoup dans ce
siècle. *Goelick*, à la tête des siens, donne l'analyse
d'une trentaine des plus célèbres.

l'étude de la médecine ; il conseille de passer les trois dernières à Padoue, et d'y voir des malades sous un professeur ; ce conseil, donné en peu de lignes, nous laisse à desirer des détails sur les études cliniques de cette académie célébre où la médecine-pratique sembloit le plus florissante.

La coutume de voyager pour trouver des occasions d'expérience, fort en usage dans le siècle précédent, continuoit dans celui-ci. On a des traités *ex-professo* sur la manière de le faire avec fruit ; mais les procédés cliniques qui devoient être le but principal des observations, y sont encore trop peu indiqués. Celui de *T. Bartholin*, est un des plus intéressans. (1) Il est adressé à ses enfans qui se disposent à ces voyages, et auxquels il raconte les siens avec toute la simplicité d'un bon père, mais d'un père aussi savant que l'étoit ce médécin, l'honneur du Danemarck dans ce siècle. Il leur retrace l'état de la médecine dans toute l'Europe, lorsqu'il y voyageoit dans sa jeunesse avec une ardeur de s'instruire la plus vive : le passage suivant donne une idée de ces voyages sous le rapport des études cliniques. *Incredibile est quantum delectet, juvet que aegrorum variorum statum in domibus, in nosocomiisquæ passim splendidè magno lectulorum numero instructa visuntur, eorumque curandi rationem*

______

(1) *De peregrinatione medica.* 1672.

*perspexisse , virorum doctorum colloquio
frui , singulorumque experientiam provo-
care ; laboratoria , fornaces chemicorum ,
pharmacopoliaque ingredi , etc.*... Il leur
indique les villes les plus intéressantes sous
différens rapports , et met Paris et Padoue
au premier rang pour l'étude-pratique...
*Medica exercitatio , anatomiæque sectio-
nis Parisiis* (1), *Pataviique Florent...
Hyppocratis oracula parisini Romanique
scrutantur , Galeni Patavini , Arabum
monspesulenses....*

Il ne se borna pas à visiter d'une course
rapide ces grands théâtres ; il demeura trois ans
à Padoue pour y suivre la pratique de Sala ;
triennium visitandis ægris. C'étoit à l'hôpital qu'il le suivoit ainsi ; mais les détails
manquent lorsqu'ils nous eussent peut-être
donné l'idée d'une clinique florissante. Les
vues de *Thurianus* de Gênes (2), au commencement du siècle, avoient pu donner l'éveil ,
et il est pénible de trouver un systême d'étude

---

(1) Un autre passage du même auteur laisse plus à
desirer, de ce côté , à Paris. *Optarem plures Parisiis
Ballonios , qui in civitate frequentissimâ et noso-
comiis instructissimâ debitâ diligentiâ per dierum
seriem consignassent raros morborum eventus , re-
mediorum successus et observata in morbidorum
dissectione.... hujusmodi diaria et observationes ,
centum antropologiis præferrem et quovis ære redi-
merem.* Barth. advers Riolan.

(2) B. Thurianus, *Jatrobulia seu de med. con-
sultat.* Gênes , 1605.

clinique très-avantageux, si bien indiqué dans
cet auteur , sans apprendre qu'il ait reçu
aucune application. Une citation complète
seroit trop longue, nous en donnerons l'extrait.

Thurianus établit la nécessité de se
former à la pratique avant de s'y livrer, et
celle d'un établissement d'instruction clinique.«Dans la pratique particulière, et au mi-
» lieu de malades bientôt gouvernés par une
» routine commune , ni le jeune, ni le vieux
» médecin ne se forment ; la pratique ôte
» d'ailleurs alors le temps de mûrir l'expé-
» rience par l'étude. Les jeunes gens se font
» donc le plus grand tort lorsqu'ils entrent
» en exercice aussitôt après avoir reçu leur
» titre , sur-tout dans les lieux éloignés de
» conseils plus expérimentés. Je voudrois pour
» les y disposer, qu'il y eût dans les grandes
» villes une académie et un hôpital ainsi
» réglés.... A l'académie, les jeunes gens non
» seulement traiteroient entre eux avec mé-
» thode , et sous quelques anciens, toutes les
» parties de la médecine, mais encore s'exer-
» ceroient à consulter sur des cas réels de l'hô-
» pital ou de la ville. A l'hôpital, il y auroit un
» exercice-pratique bien dirigé, non sur tous
» les malades, mais sur quelques-uns ; ils
» seroient choisis par le professeur, désignés
» aux élèves, et traités avec le plus grand
» soin, selon les règles établies dans les con-
» sultations. Ces exercices devroient recevoir
» la sanction du prince, et les étudians être
» astreints à les suivre avant d'être admis à la

» pratique de l'art.... Privés de tels établisse-
» mens, nous conseillons du moins aux jeunes
» gens de se réunir, de consulter entre eux,
» et de se procurer le plus qu'il leur sera pos-
» sible d'exercices-pratiques ». Ce dernier conseil, pour la formation de sociétés d'étude et
de consultation entre les jeunes gens, se re-
trouve dans plusieurs auteurs, comme donnant
le moyen le plus avantageux qu'il y eût d'étude-
pratique.

C'est dans *Kyper* (1) qu'on découvre les
premières cliniques régulièrement constituées
à une époque antérieure à *Silvius Delboë*,
qu'on a regardé (2) comme le premier qui en
ait établi une à Leyde.

Kiper écrivoit en 1643. *Guillaume Stra-
ten*, médecin de réputation, dirigeoit alors,
depuis long-temps, à Utrecht, une clinique
très-florissante : il interrogeoit les malades à
l'hôpital, en présence des élèves ; et, sans
quitter leur lit, exposoit son diagnostic, son
prognostic et ses indications ; ses élèves pro-
posoient leurs difficultés, et ouvroient entre
eux, devant lui, leurs avis sur ce qu'ils ve-
noient de voir ou d'entendre. *Otho Heurnius,*
professeur de médecine - pratique à Leyde,
voulut introduire cet excellent exercice dans

____

(1) Kiperi, *Medicinam discendi et exerçendi
methodus.* Leid. 1643.

(2) Haller, *de Stud. med.* ; *Tissot*, Moyen de
perfectionner les études de la médecine ; Discours
sur la Clinique, par M. *Fouquet.* Montpellier, an xi.

son hôpital : il interrogeoit publiquement les malades , puis questionnoit tour - à - tour ses élèves sur le caractère de la maladie, le prognostic et le traitement, se réservant d'exposer ses propres vues après les leurs. Mais cette méthode ne plut pas aux élèves, et il se borna à disserter lui-même, prêt à reprendre la première méthode, si les élèves la regrettoient. Il faisoit avec soin l'ouverture des cadavres. Les élèves avoient en outre accès à la pharmacie de l'hôpital, pour se former au manuel des préparations.

Kyper, se fondant sur ces faits, traite en général de l'établissement des cliniques, du choix de l'hôpital, de celui des médicamens , et de la diététique, de l'ordre des visites, de la tenue des élèves, de la manière de procéder du professeur. Il exalte l'école de Leyde, à cause de sa clinique, au-dessus de toutes les autres.

Négligée après *Heurnius, Sylvius Delboë* lui rendit, en 1658, tant d'éclat, qu'il passa pour l'avoir instituée le premier. *Auctor curandorum coràm studiosis ægrotorum in nosodochiis ,* dit Haller (1), *in docendo tantus ut ferè universam Europam in sectam suam pellexerit.* Il exerçoit les élèves eux-mêmes au lit des malades ; et, par ses questions bien dirigées, savoit entretenir la plus grande émulation parmi eux. Nous avons

____

(1) *Method. stud. med.*

des recueils des observations de cette clinique célèbre (1).

Ces cliniques sont remarquées comme les premiers modèles des nôtres, parce qu'on y trouve pour la première fois le concours d'un enseignement public et de la visite des malades dans un hôpital. Long-temps avant, et dans beaucoup d'endroits, les éléves suivoient les hôpitaux, assistoient à la visite du médecin, l'entendoient questionner les malades, voyoient ce qu'il ordonnoit; pratique utile, mais qui étoit loin de remplir l'idée qu'on doit se former des cliniques enseignantes. Peut-être en exista-t-il ailleurs qu'à Leyde et à Utrecht : un passage très-intéressant de *Bohn*, porte à le croire : il se plaint qu'en Allemagne les éléves ne jouissent pas même de l'accès dans les hôpitaux, et vante par opposition l'état florissant des études - pratiques dans les autres pays.

In Germaniâ nostrà non patent nosocomia publica... si Viennam, Hamburgum et Argentoratum excipias, populosioribus et instructissimis xenodochiis gaudentes, quorum alumni vivi praxeos, mortui anatomes exercitio, moderantibus medicis singularis peritiæ, quotidiè subjiciuntur Abundant verò his Belgium, Gallia,

---

(1) *Sylvius* donna celles de la première année, sous le titre de *Collegium nosocomicum*. Son disciple *Merian* en donna trois autres années. Francfort, 1673.

Anglia, Italia , v. g. Lutetiæ, Lugduni Gallorum et Batavorum quorum Leydense non injustè pluribus aliis præfert Kyper, *Ultrajecti ad Rhenum , Paduæ, Florentiæ, Romæ, miserorum infinitorum perindè saluti ac artis incremento sacrata* (1)..... Voilà bien des lieux célèbres pour leurs études-pratiques. *Bohn* conseille à ses compatriotes d'aller y puiser l'instruction. *Wigand*, qui s'élève, au contraire, contre le goût des voyages qui régnoit en Allemagne, et que *Gui-Patin* traite de pérégrinomanie, semble néanmoins admettre les mêmes faits, et ajoute même des traits plus caractéristiques de ces cliniques..... *Demus has ad praxim manu-ductiones florere hodienum apud exteros , demus famosos practicos , magnâ catervâ discipulorum stipatos , frequentare agros , dictare casus, commnnicare methodos, formulas , etc.*

Mais si quelques villes, dans le grand nombre de celles citées dans ce passage , eurent aussi de véritables cliniques , ce que nous n'avons pu d'ailleurs constater, dans la plupart sans doute les élèves jouirent seulement du droit de fréquenter les hôpitaux , et de suivre la visite des praticiens. Les témoignages recueillis sur les lieux mêmes, celui de *Sydenham* en Angleterre, celui de *Baglivi* en Italie, celui de *Le François* en France, etc.,

---

(1) Bohn , *de duplici offic. med. clinici et forensis.* cap. 1.

sont loin de se rapporter à ceux de *Bohn* et de *Wigand*. Tous se plaignent, au contraire, que la pratique n'est pas enseignée convenablement.

Sydenham retrace d'une manière naïve à son ami le docteur *Mapletoft* (1), l'embarras qu'il éprouva en débutant dans la pratique à Londres, à son retour d'Oxford. Bientôt il éprouva tout le vide de ses premières études, et se confirma dans cette pensée :... *Hanc scilicet artem haud rectiùs perdiscendam esse quàm ab ipsius artis exercitio et usu.*

Baglivi se plaint amèrement (2) de l'état de l'instruction médicale en Italie, cette contrée qui passoit pour le grand théâtre de la médecine-pratique. Il en avoit visité toutes les écoles à la fin de sa carrière académique ; nulle part il n'avoit trouvé l'usage d'une clinique utile, et il s'étoit proposé, comme une voie nouvelle, le soin de recueillir dans les hôpitaux des histoires exactes ; méthode qui lui fit faire en peu de mois des progrès dont il fut lui-même étonné.

Ce fut le sentiment profond des besoins de l'étude-pratique qui inspira à *Baglivi* son immortel ouvrage sur l'excellence et les caractères de l'observation, et sur les moyens de la perfectionner et de la pourvoir de meilleures institutions. Il ne parle cependant dans cet

---

(1) *Sydenh. J. Mapletoft*, Epist. dedic.
(2) *Baglivi*, Prax. med. præf.

ouvrage, quant aux premières études, que de l'observation propre (1), et non des conférences cliniques entre des élèves et un professeur; il ne donne de vues particulières que sur l'académie clinique à former entre les savans pour l'avancement de la médecine, et la rédaction de son corps de doctrine.

Cet ouvrage fut peut-être encore suscité par celui que *Bacon* avoit donné sur la restauration de toutes les sciences expérimentales, et dans lequel il avoit porté des vues si profondes sur celle de la médecine.... *Continuationem ab* Hippocrate *medicinalium narrationum nunc desiderari video.* Quelle précision admirable dans ce jugement sur la situation de la médecine ! Et cette autre formule, plus générale mais encore parfaitement applicable à ses études, comme l'expression en est vive et

---

(1) Mais il la recommande sans cesse et avec la plus grande force d'expression. *Notum esto juvenibus se doctiorem librum non inventuros quam ægrum ipsum; cujus morbus, illis diligenter observantibus omnia scilicet austerá quadam et intrepidá patientiá adnotantibns, multa scitu digna brevi ac fideliter aperiet quæ molesta plurium annorum lectio præstare forsan non poterit... Ægrotus fideliter et ad vivum morborum historiam nobis exponit; libri vero per redundantem fallaciarum et inanium speculationes ad libitum fingunt et depravant. Verumtamen ut in confuso morborum labirintho viam sibi adaperiant; non in paucorum duntaxat ægrotantium observatione consistant, sed pari constantiá et ardore ad centenos extendantur.* Bagl. prax. med. lib. 1.

pittoresque!... *Solent homines naturam tan-quam ex pr altâ turri et à longe despicere et circà generalia nimium occupari, quando si descendere placuerit et ad particularia accedere, resque ipsas attentiùs et diligentiùs inspicere, magis vera et utilis fieret comprehensio.*

De tels hommes ne pouvoient manquer d'exercer la plus grande influence sur les progrès de la médecine d'observation et le perfectionnement de ses études. Nous pourrions leur associer ici plusieurs autres génies réformateurs ; indiquer aussi le mouvement salutaire qu'imprimèrent aux sciences, et en particulier à la nôtre, les sociétés savantes, depuis long-temps desirées, créées enfin en beaucoup d'endroits, et opérant par-tout la communication des lumières ; signaler encore beaucoup d'autres rapports ; mais ce seroit trop nous écarter de notre sujet, où les faits particuliers deviennent plus nómbreux à mesure que nous approchons de l'époque où les cliniques se sont répandues plus généralement.

Au commencement du dix-huitième siècle, Leyde renouvéla sous *Boerhaave* l'exemple qu'elle avoit offert, ainsi qu'Utrecht, dans le précédent. Nommé en 1714 à la chaire de médecine-pratique de cette ville, *Boerhaave* en fit rouvrir l'hôpital, et y commença ses leçons cliniques, entouré de ses nombreux disciples : il en affluoit à ses cours, comme autrefois à ceux de *Sylvius,* de toutes les parties de l'Europe (1). Malheureusement l'hôpital avoit trop peu de lits, il manquoit des secours convenables, et *Boerhaave* n'y faisoit la clinique que deux fois par semaine : elle ne pouvoit donc être fort active (2); mais ses préceptes généraux sur la pratique clinique (3), et ses discours excellens sur l'étude de la médecine (4), joints à l'exemple qu'il donnoit dans son enseignement, communiquèrent aux esprits une vive impulsion. L'influence s'en fit ressentir d'abord à Édimbourg, et un peu plus tard à Vienne; deux écoles dont la réputation en clinique surpassa celle de Leyde, leur mère commune.

Dès 1720, des élèves de *Boerhaave,* brûlans de répandre sa doctrine à Édimbourg, en fondèrent l'école, ou du moins firent à l'université de cette ville, des changemens qu'on put regarder comme une nouvelle fondation, et y établirent une clinique (5). Confiée toujours depuis à deux des plus habiles praticiens,

---

(1) *Undique ad eum, in Europâ, medicaturi juvenes subinde et barbati medici confluebant.* Haller, *Bibl. med. pract.* ; Maty, *Éloge de* Boerh.

(2) Il ne nous en est resté aucun de ces recueils précieux d'observations, que les cliniques ont donnés depuis.

(3) *Introductio ad praxim clinicam.*

(4) *De commendando studio Hippocratico ; Honos medici servitus ; De repurgatæ medicinæ facili simplicitate,* etc.

(5) *Tissot,* ouvrage cité ; *Aikin,* Mém. on the hospit. *Fotherghill,* an Essai on the Caract. of the Doct. *Russel.*

cette clinique a joui d'une grande réputation dans toute l'Europe, et n'a pas peu contribué à l'instruction des médecins célèbres qui sont sortis de cette université. *Home* et *Duncan* ont donné des recueils particuliers de ses observations. *Cullen* y professa long-temps.

L'exemple d'Edimbourg ne fut pas suivi dans les autres universités d'Angleterre. *Clifton* (1), dans ses remarques sur l'état de la médecine en Europe, et sur-tout en Angleterre, se plaignit de l'état de l'enseignement pratique ; il donna beaucoup d'éloges aux vues de *Baglivi*, les modifia, et y ajouta un tableau pour la rédaction des observations, qui a été depuis adopté et perfectionné dans beaucoup de cliniques.

La filiation de la clinique de Leyde, appelleroit ici celle de Vienne; mais outre qu'elle parut plus tard, il est temps d'examiner ce que les écoles d'*Hoffman* et de *Stalh*, à peu-près contemporaines de celles de *Boerhaave*, présentent dans l'histoire de l'enseignement clinique. Toutes deux ont rendu les services les plus importans à la médecine d'observation, tant par leurs méthodes générales, que nous ne considérons point ici, et qui sont exposées dans une foule de dissertations regardées comme des chef-d'œuvres, que par leur application aux observations particulières, et l'exactitude et la pureté de goût qu'ils y ont

____

(1) *Clifton*, an Essay on the state of anc. and modern. medicine.

apportées ; mais les circonstances où se trouvèrent placés *Hoffman* et *Stalh*, ne leur per-
mirent pas de donner l'exemple d'institutions,
auxquelles leurs principes rendoient le plus
éclatant témoignage.

Hoffman répète les plaintes de *Bohn* :
Alibi nosocomia multis variisque œgro-
tantibus referta cuilibet ferme medentium
patent , quae non solum frequentare et
exinde historias morborum addiscere ve-
rum etiam medelam ipsam , moderante
ordinario medico administrare possunt ar-
tis medicæ studiosi , quà prorogativà nos-
træ regiones ut plurimum destituuntur (1).
Il n'étoit pas au pouvoir même d'un homme
du plus grand mérite, de surmonter les obs-
tacles qui s'opposoient à un meilleur ordre
de choses, et qui faisoient dire à *Bohn* (2) :
Neque, ulli, medicorum clinicorum ma-
joris quamvis auctoritatis , et fiduciæ,
suasor essem ut pedissequos adduceret
tyrones et cum his ejusmodi circa œgros
institueret tentamina. Bartholin l'avoit tenté
sans succès à Copenhague ; *anicularum diris*
et imprecationibus deterritus fuit.

Stalh se trouva dans la même position,
et si on a remarqué qu'il s'étoit encore plus
adonné à la pathologie générale, et à la physiologie appliquée à la médecine, qu'à l'observation elle-même, dont il réclama cependant

---

(1) *Hofm.* de difficul. in medic. addisc.
(2) *Bohn*, de dupl. medi. clin. et foren offic. cap. 1.

les droits avec tant de force, et dont il donna même des modèles si parfaits, n'est-ce point au défaut d'instituts cliniques qu'il faut l'attribuer ? Nous ne voyons point que la clinique se soit faite sous lui dans les hôpitaux, ni sous ses disciples, d'une manière avantageuse. *Carl*, son disciple chéri, et digne d'un tel maître, a traité, dans plusieurs ouvrages, des moyens de perfectionner l'étude de la médecine et l'observation : dans celui dont le titre est *Nosocomium academicum*, il traite de la manière d'enseigner dans un hôpital académique, toutes les parties de la médecine, et se plaint vivement du défaut d'hôpitaux en Allemagne (1). Son *Specimen historiæ medicæ*, est certainement un des ouvrages que pourroient méditer avec le plus de fruit à l'époque actuelle, ceux qui se sentent capables de faire faire de nouveaux progrès à la médecine-pratique. Au reste, si nos recherches n'ont pu être assez étendues pour constater d'une manière plus complète, l'état précis des études cliniques des Stalhiens, ce que nous en avons dit, ne peut porter aucune atteinte à leur gloire. Il étoit reconnu avant l'établissement des cliniques les plus modernes, et les recueils qu'elles ont donnés, qu'on ne trouvoit nulle part plus de faits que chez les Stalhiens, comme l'annoncent les titres seuls de la plus grande partie de leurs

______

(1) *Carl*, Nosocomium acad. 1719; Specimen, histor. med. ; Ichnographia praxeos clinicæ, 1723, etc.

ouvrages, et des actes de leur correspondance.

A la même époque, l'Italie soutenoit l'ancienne réputation dont elle avoit joui en médecine-pratique. En 1715, une école de clinique s'ouvrit à Rome, sous les plus heureux auspices ; instituée avec le plus grand zéle par le souverain pontife, dans le vaste hôpital du Saint-Esprit, pourvue de toutes les commodités pour l'observation et l'anatomie pathologique, et ornée de riches collections de matière médicale et d'instrumens de chirurgie. Le célèbre *Lancisi*, consommé dans la pratique par quarante ans d'exercice et de travaux, fut mis à la tête de cette clinique. L'ouverture en fut faite avec la plus grande solemnité ; quinze cardinaux et cinquante prélats s'y trouvèrent, et *Lancisi* y lut pour discours inaugural, une excellente dissertation sur la nécessité d'étudier la médecine au lit des malades , dans les hôpitaux , et d'être dirigé dans cette étude par de bons maîtres. Il faut, dit-il, se livrer jeune à la clinique, s'y appliquer plusieurs années, et recueillir continuellement et avec une scrupuleuse exactitude, des observations particulières sur toutes les maladies. Il donne ensuite ses conseils sur l'érudition et l'étude des théories ; ils sont du goût le plus sévère. *Polimathia vitauda. Quò plus cognitionum ingerimus, eò minus claras distinctasque tenemus, ut pote neminem ad rerum usum et publicam utilitatem factum aptumque comperiamus qui propter multigenas scientias notionum confusione laboret* (1). En prémunissant les élèves contre les abus de l'érudition, il la recommandoit dans une juste mesure; et il leur avoit offert généreusement les moyens de l'acquérir, en faisant à l'hôpital, de son vivant même, le don de toute sa bibliothèque. Une telle école dut rendre à Rome la médecine florissante, et produire de vrais médecins: nous connoissons trop peu cependant ses travaux littéraires, et il en est de même de diverses autres écoles de l'Italie, du même temps.

Padoue possède dans l'ouvrage de *Morgagni* des titres plus durables de sa gloire médicale. Il succéda à *Vasalva* dans cet enseignement d'anatomie pathologique, qu'il suivit avec constance pendant toute la durée de sa longue carrière; et ses travaux en ce genre, bien supérieurs à ceux de *Bonnet*, n'ont point encore été surpassés; mais ils doivent l'être dans les cliniques actuelles où l'histoire des maladies, avant l'ouverture, qui manque généralement aux siennes, assure à ce genre d'observation toute son utilité, et depuis surtout qu'une étude plus approfondie des divers systêmes d'organes permet d'apporter dans la description des affections pathologiques qu'ils présentent, une précision qui manque souvent dans son excellent ouvrage (2). Outre les le-

______

(1) *Lancisi* Opera de rect. medic. stud. ad novæ academ. alumnos.

(2) *Voyez* sur l'anatomie pathologique et la meil-

çons de *Morgagni*, il y avoit un cours de clinique proprement dite, que *Knipsmacope*, praticien distingué, dirigea long-temps (1). Cette clinique avoit un nombre choisi de lits dans la grande salle de l'hôpital.

L'éclat avec lequel la clinique de Vienne fut instituée, sembla décider enfin l'établissement général de ces institutions. *Vanswieten*, nourri dans l'école de Leyde, et le disciple le plus zélé du grand *Boerhaave*, ayant été chargé par l'impératrice *Marie-Thérèse* de donner un nouveau plan à l'université de Vienne, y établit en 1753 un hôpital clinique. Il appela, de La Haye, pour le diriger, le célèbre *Dehaen*, son ami, qui s'en acquitta avec autant de dévoûment que d'habileté. L'ouvrage qu'il publia successivement sous le titre de *Ratio medendi*, est un beau monument de son zèle pour l'instruction des élèves, et pour les progrès de la médecine-pratique ; mais son enseignement fut encore surpassé par celui de *Stoll*, et son ouvrage, par celui de cet excellent praticien. Nous ne donnerons aucuns détails sur cette clinique ; ils se trouvent à la tête du *Ratio medendi* de ce dernier : seulement, il faut remarquer, d'après *J. P. Franck* (2), que *Dehaen* et *Stoll* n'avoient que douze lits, six pour des hommes, et six pour des femmes,

---

leure manière de s'y appliquer, le Traité de *Peyer*, Method. historiarum anotomico medicarum, 1678 ; *Ludwig*, primæ lineæ anat. pathol. ; *Bichat*, Anat. des systêmes.

(1) *Tissot*, Moyens de perfectionner les études, etc.
(2) Plan d'une école clinique, 1790.

et que beaucoup de maladies en étoient ex-
clues.

Depuis l'époque de l'institution de la clinique de Vienne, on en trouve un grand
nombre dans toutes les contrées de l'Europe.
Nous ne nous proposons point de marquer
l'existence particulière et la date de chacune;
nous citerons quelques-unes des plus connues.

Gottingue est devenue, depuis *Haller*, une
des universités de médecine les plus célèbres
de l'Europe, et celle dont le commerce litté-
raire paroît maintenant le plus étendu. Elle
possède depuis long-temps une clinique qu'ont
successivement dirigée *Brendel*, *Vogel*, *Bal-
dinger* et *J. P. Franck* (1). En 1796, le professeur *Arnemann* institua dans cette ville
uue autre clinique médico-chirurgicale, où
des jeunes médecins, réunis en association
libre, observent et traitent des malades, soit
dans la ville, soit dans un hospice spécialement
consacré à cette institution, et dont les frais
sont remplis partie par souscription, partie
par des secours du gouvernement. Des conférences réglées ont lieu tous les jours sur ces
malades. Leur observation, recueillie exactement, est déposée dans un recueil périodique
publié par semestre sous le titre d'*Annales
médico-chirurgicales de l'institution clinique de Gottingue*. Le premier a paru en
1801.

A Copenhague, *Friedrich V* établit en 1756

______

(1) *Ibidem.* Magas. encyclop. Frimaire an 11. Etat
actuel de l'Univ. de Gotting. par *Brandes*, 1802.

un hôpital , où le médecin est chargé de tenir
un journal d'observation , de former les élèves
au lit des malades , et de faire avec eux toutes
les ouvertures de cadavres. *Bang* a donné en
1789 son *Praxis medica ,* après y avoir pratiqué douze ans , et comme le résultat de plus
de vingt mille observations. Il a publié en outre
un extrait du journal de cet hôpital (1). Il
existe aussi à Copenhague un hospice et une
école-pratique d'accouchemens et de maladies
des femmes en couche , digne de servir de modèle aux établissemens de ce genre , qu'il seroit si intéressant de voir se multiplier davantage'(2).

Francfort-sur-Oder (3) , Stockholm (4) ,
Iena (5) , Erlang (6) , Tubingen (7) , nous

---

(1) *Bang* , Praxis medica ; Selecta diarii nosocomii
Hafniensis.

(2) Description de cet hospice et de son école-pratique , à la fin d'un ouvrage intitulé : *Examen critique
de la doctrine des procédés du docteur Sacombe ,*
par *J. B. Demangeon* , an 6.

(3) *A. Berens ,* Discours inaugural , détails sur
cette clinique ; Traité général sur les devoirs des
élèves et du professeur ; Journal de Médecine , 1789.

(4) *Rosen et A. Baeck* , cités par *Haller,* dans son
édition du *Method. stud. med.* de *Boerh.* tom. 2 ,
page 1002.

(5) Extraits des journaux de l'institut clinique
d'Iena , 1788 ; Journal de Médec. 1789.

(6) La société royale de médecine , dans son programme de 1792 , sur les cliniques , cite au rang des
plus célèbres celle d'Erlang.

(7) Le duc de Wurtemberg a donné 44,000 florins
à son université pour établir un hôpital-pratique.
Magas. Encycl. Frim. an 11.

offrent encore dans le Nord de semblables établissemens cliniques.

En Russie, la médecine étoit organisée, dès 1765, sur un plan très étendu d'instruction-pratique. Dans les villes principales, toutes les parties de l'enseignement médical sont annexées à un hôpital : tout jeune homme ayant fait ses humanités a droit d'y entrer ; il y apprend gratuitement son art, et se forme à l'expérience au lit des malades. Les plus avancés, ceux dont le jugement-pratique est le plus exercé, sont envoyés, aux frais du gouvernement, dans les universités étrangères, pour s'y perfectionner, et, à leur retour, apporter de nouvelles lumières dans leur patrie. Les hôpitaux militaires de la marine de Moscow, St.-Pétersbourg, Cronstadt, Riga, Revel, etc. sont sur le même pied : ils ont un médecin et un chirurgien en chef, quinze à vingt aides, et vingt-cinq à cinquante élèves (1). Ces détails, qu'on trouve dans *Samoilowitz*, laisseroient encore beaucoup à desirer sur l'état précis de la clinique dans ce vaste empire, où les idées les plus avantageuses auroient pu être immédiatement appliquées à des institutions formées pour-ainsi-dire d'un seul jet.

Parmi les cliniques les plus modernes, nous

---

(1) Erasmi, *Oratio de statu med. in Russia* ; Dictionn. Géog. de *Muller* ; *Samoilowitz*, Mémoire sur la peste de Moscow ; Discours aux étudians.

en trouvons encore en Italie de bien intéressantes.

L'université de Pavie ayant été réformée, *Tissot* y fut appelé en 1781, pour être mis à la tête de la clinique qu'on venoit d'établir. Le discours inaugural qu'il prononça, offrit des vues très-sages sur les cliniques ; et le traité qu'il donna en 1785, sur les moyens de perfectionner les études en médecine, n'en fut que le développement. M. *Borsieri* dirigea aussi cette clinique. En 1785, *J. P. Franck* en devint professeur. On créa en 1787, dans la même université, une clinique chirurgicale, dont l'illustre *Scarpa* est professeur, et où il a recueilli les observations de son excellent traité sur les maladies des yeux.

Franck (1), consulté pour l'établissement d'une clinique à Gênes, donna, comme l'avoit fait *Tissot,* un traité sur ce genre d'institutions. C'est peut-être ce qu'il y a de mieux à consulter pour la précision avec laquelle toutes les parties de la clinique y sont traitées : dispositions des localités et des moyens thérapeutiques, choix des malades, devoirs du professeur et des élèves ; tout est marqué au coin d'une longue expérience, et digne d'un professeur qui, depuis vingt ans, avoit dirigé successivement les cliniques de Gottingue, de Milan, de Pavie, et qui avoit déjà donné plu-

____

(1) *Franck* (*Jean-Pierre*), Plan d'une école clinique, ou Méthode d'enseigner la pratique de la médecine dans un hôpital académique. *Vienne ,* 1790.

sieurs fois ses conseils pour en établir dans d'autres villes. Gênes, sur les conseils de *Franck*, et sur ceux de M. *Olivary*, ouvrit sa clinique en 1789, et ce dernier en fut nommé professeur.

M. *Desgenettes* (1) nous a fait connoître l'état où se trouvoient, depuis *Léopold*, les cliniques moins connues et cependant parfaitement bien dirigées de la Toscane. Il décrit exactement le régime d'enseignement suivi dans l'hôpital de S. Maria Nuova de Florence, qu'il cite comme le plus complet et le plus étendu, vu les avantages qu'offre une ville de quatre - vingt mille ames. Toutes les études sont réunies au sein de l'hôpital : bibliothéque, amphithéâtres des leçons et des dissections, laboratoires de chimie et de pharmacie, jardin botanique, collections d'histoire naturelle. Les professeurs de médecine, de chirurgie, et d'accouchemens, y donnent leurs leçons; des salles de clinique, peu nombreuses, reçoivent les malades choisis par le professeur dans le grand hôpital. On interroge les élèves, pour s'assurer de la manière dont ils se rendent compte de la maladie et du traitement convenable. Le professeur de clinique est en même temps chargé du cours théorique. A Pise et à Sienne, la médecine - pratique est enseignée de même dans les hôpitaux; mais ces villes,

____

(1) Observations sur l'enseignement de la médecine dans les hôpitaux de la Toscane, lues à la société royale de médecine, dans la séance du 15 mai 1792.

beaucoup moins considérables, ne peuvent fournir une instruction aussi variée.

Il est étonnant qu'*Howard* n'ait dit qu'un mot des établissemens du grand hôpital de Florence (1), et qu'en général il ait entièrement passé sous silence l'état de l'instruction médicale du grand nombre d'hôpitaux qu'il a visités. On trouve le même silence dans la collection(2) très-nombreuse de mémoires sur les établissemens de bienfaisance, imprimée par ordre du gouvernement. Cependant l'enseignement des diverses parties de la médecine dans les hôpitaux, n'est pas certainement la partie de leur constitution la moins intéressante pour l'humanité, la moins digne de fixer l'attention de ses amis les plus zélés.

Nous connoissons peu l'état des institutions cliniques en Espagne. Selon les anciens réglemens des universités, les candidats, après avoir étudié la médecine, doivent suivre en pratique quelque médecin pendant deux ans, sans quoi

---

(1) *Appendix to the state , etc. , containing a further account of foreig. prisons and hospitals.* Warington, 1780. L'histoire de l'hôpital de Florence a été donnée par *Marco Coveni. Regolamento del regio arcispedale dy Firenza ,* 1783.

(2) Recueil de Mémoires sur les établissemens de bienfaisance, imprimés par ordre du ministre de l'intérieur, an 9, 24 numéros.

On doit regretter que M. *Tenon* n'ait pas donné le second volume faisant suite à celui sur les hôpitaux de Paris, où il devoit traiter des hôpitaux étrangers.

Hunezouski a donné ses observations sur les hôpitaux en Angleterre, en France, etc. , 1783.

on ne leur accorde pas le degré de docteur.
Tous les médecins ont toujours un disciple de
cette sorte, qui les accompagne soit à l'hôpital, soit dans la ville. *Solano* suivoit ainsi le
docteur *Pablo* à Grenade, en 1707, lorsqu'il fit
ses premières observations sur le pouls (1).

Quant à l'Angleterre, nous avons cité la
clinique célèbre d'Edimbourg. Londres aura
eu les siennes depuis *Clifton* (2), et les grands
hôpitaux de St.-Barthélemy, de St.-Thomas,
de Midlesex, de St.-Georges, auront ouvert
aux élèves d'abondantes sources d'instruction.

Dans l'Amérique septentrionale, New-Yorck
possède une faculté de médecine, dont les
études combinées avec les établissemens cliniques de son hôpital, forment une école de
médecine et de chirurgie célèbre dans toute
l'Amérique. Cet hôpital, bien bâti, spacieux,
aéré, est situé près de la rivière d'Hudson; on
y fait clinique de médecine et clinique de chirurgie, dans lesquelles les élèves sont exercés
tous les jours. Le docteur *Rogers* est actuellement à la tête de l'hôpital (3).

---

(1) Observations sur les Crises, par *Nihell*, p. 212.

(2) Nous avons cité les observations de *Clifton*, sur
l'état des études en Angleterre, vers le milieu du
siècle. D'après celles d'*Aikin*, en 1786, il paroît que
les cliniques n'étoient pas encore instituées à cette
époque; il propose d'en établir sur le modèle de celle
d'Edimbourg, et donne de nouveaux détails relatifs à
cette école. Voyez *Observations sur les moyens de
rendre les hôpitaux plus utiles*, traduct. de *Verlac*,
1787.

(3) Recueil de littér. med. et étrang. an 7; détails
sur cette clinique, par le docteur *Valentin*.

La France a joui plus tard que les autres contrées de l'Europe du bienfait des cliniques. Les facultés de médecine, pénétrées de l'insuffisance des théories, s'efforçoient de procurer aux élèves les moyens de se former à l'expérience auprès des malades, et d'obtenir, avant de les admettre dans leur sein, la preuve de leurs connoissances-pratiques. Aux termes des statuts de la faculté de Paris, les bacheliers étoient tenus pendant deux ans d'assister tous les samedis à la consultation gratuite que six docteurs désignés donnoient à l'école, et d'écrire sous leur dictée les ordonnances. Les licenciés, pour s'exercer et se perfectionner dans le traitement des maladies, devoient, pendant deux ans, accompagner dans leur visite les médecins de l'Hôtel-Dieu, en les suivant tour-à-tour pendant trois mois ; et pour preuve de leur assiduité et de leur diligence, en rapporter des attestations. Les médecins seuls qui avoient pratiqué dans quelque ville considérable pendant plusieurs années, et avec la confiance publique, demeuroient exempts de cette disposition (1).

Nous l'avons déjà remarqué, ces exercices cliniques étoient d'une foible utilité. « Partout » où il y a des universités, dit *Tissot* (2), les » étudians suivent les hôpitaux ; ils assistent » à la visite, entendent le médecin ques-

______

(1) *Nova fac. med. Paris. stat. antiquis addenda*, 1696.

(2) *Tissot*, ouvrage cité.

» tionner , voient ce qu'il ordonne ; cela n'est
» pas sans quelque utilité , mais assez bornée.
» Pour profiter véritablement, il faut que le
» médecin joigne l'enseignement à la visite, ce
» qui n'étoit établi dans aucune université....»
Les médecins les plus sages s'en apperce-
voient, et tandis que l'Allemagne nous portoit
envie, ils répétoient quelquefois presque les
mêmes plaintes que ses praticiens (1). Qu'il
nous suffise de citer au commencement du
siècle les écrits de M. *Le François* , sur
cet objet. *Haller* et *Kastner* en ont fait le
plus grand cas, et ils ont obtenus la même
estime en France. Ses *Réflexions sur l'état
de la médecine* (1714), sur *l'abus des
thèses* (1716), *son Projet de réforma-
tion* (1720), contiennent tout ce qui a été
dit et répété depuis de mille manières. Il veut
qu'après les études préliminaires , quatre années entières soient consacrées à la clinique
sous des professeurs chargés expressement de
cet enseignement.... « Dans l'état actuel, l'a-
» vantage qu'on peut retirer en suivant les
» médecins dans les visites trop nombreuses
» et trop rapides des hôpitaux, est très-mé-
» diocre; il y faudroit des professeurs de pra-
» tique , ce qui ne se voit nulle part.... Il se-
» roit même à propos, qu'après avoir vû pra-
» tiquer les autres, les élèves eussent des ma-
» lades à traiter, rendant compte de leur
» état, et prescrivant le traitement; le pro-

---

(1) *Voyez* ci-dessus celles de *Bohn* et d'*Hoffman.*

» fesseur feroit connoître les erreurs, et ré-
» formeroit, selon le besoin, l'ordonnance ;
» enfin, il seroit nécessaire de s'assurer, par
» des examens multipliés et maintenus dans
» toute leur rigueur, qu'on auroit profité de
» ces exercices ».

Ces observations faisoient peu d'impression parmi les savans, distraits par d'autres études, ou entraînés par la force des anciennes habitudes. Les praticiens très-habiles, qui s'étoient formés sans le secours des cliniques, pouvoient d'ailleurs proposer leur exemple à leurs jeunes successeurs, et ne pas croire si nécessaires des établissemens où ils n'avoient point eux-mêmes puisé leur science ni leur expérience. Les étudians zélés, trouvoient encore dans les grands hôpitaux, et parmi les médecins qui en dirigeoient les malades, des facilités et des compensations plus ou moins heureuses; des cliniques s'élevoient peu-à-peu chez nos voisins, sans presque exciter notre émulation et nos desirs. Cependant, sans violer ces sentimens très-justes et très-naturels, qui apprennent aux temps modernes à respecter ceux qui les ont glorieusement précédés, et dont ils doivent recueillir l'héritage avec reconnoissance, on doit toujours penser des institutions qu'ils nous ont transmises, qu'elles sont restées, sous quelque rapport, susceptibles d'amélioration. On peut, sans s'exposer au vertige des innovations, examiner sagement l'état de ces institutions, et adopter à propos les changemens que l'expérience et le raisonnement semblent également indiquer. Dans la marche des différentes parties de l'enseignement, les accroissemens continuels qu'avoient reçu les sciences utiles à la médecine, l'emportant évidemment sur ceux de la médecine-pratique, les soupçons devoient se porter sur les institutions de cette partie. Le François les avoit eues principalement en vue dans ses projets de réforme. L'école de *Bordeu* éleva les mêmes plaintes sur leur état: elle parut craindre, d'un autre côté, qu'on n'accordât trop à l'ambition des sciences accessoires, aux études de la chimie, de la botanique, de l'histoire naturelle. « Les » médecins, disoit *Bordeu* (1), sont faits pour » planer au-dessus de ces connoissances, et » pour les contenir dans leurs justes bornes, » en ce qui regarde l'économie animale et ses » dérangemens. Ils doivent éviter de fatiguer » leur mémoire, d'étouffer leur jugement, et » d'user leur attention par ces immenses amas » de petites connoissances, à quoi se réduisent » toutes les sciences physiques ».

Ces observations, dont l'expression un peu vive faisoit du moins ressortir les droits des études plus essentielles, furent souvent répétées : la nécessité des cliniques se fit sentir; les réclamations pour les obtenir se multiplièrent (2).

____

(1) *Bordeu*, Maladies chroniques, page 10.

(2) On trouve dans le *Journal de Médecine*, du mois de brumaire an 3, une notice où sont récapitulés les mémoires donnés sur cet objet, avant et depuis la révolution, dans laquelle on doit remarquer les mémoires de plusieurs facultés et sociétés

Nous citerons seulement celles de MM. *Duchanoi* et *Jumelin*, en 1778 (1) : elles sont pleines de force et de précision.

« Les établissemens utiles sont souvent les
» derniers dont on s'occupe. Combien de jar-
» dins botaniques, de laboratoires de chimie,
» de cabinets d'anatomie! combien de profes-
» seurs dans tous les genres! et il a toujours
» manqué l'essentiel, des professeurs de mé-
» decine clinique. Que diroit-on d'une école
» de marine où l'on enseigneroit avec soin la
» construction géométrique des vaisseaux, la
» science des voiles, la théorie des eaux, l'ef-
» fet des vents, les lois du mouvement, celles
» des puissances et des résistances, enfin tout,
» sans jamais quitter la terre ferme, et acqué-
» rir l'expérience des mers?.... Ce n'est pas
» que les sciences accessoires ne soient utiles,
» même nécessaires ; mais il ne faut pas pren-
» dre l'accessoire pour le principal, la route
» qui conduit au but, pour le but lui-même.
» Il s'agit moins en médecine d'être un érudit
» dans la classe des *Linné*, des *Eustachi*,

---

savantes, et sur-tout celui de la Société Royale de
médecine, qui insista beaucoup sur cet objet. « Il
» n'existe pas dans tout le royaume une seule école où
» les principes fondamentaux de l'art de guérir soient
» enseignés dans leur entier, et notre profession est
» peut-être la seule où celui qui sait et que son expé-
» rience a formé, ne sert point de guide à celui qui
» s'essaye et qui a besoin d'apprendre». *Nouveau Plan
de constitution pour la médecine*, page 3.

(1) Mémoire sur l'utilité d'une école clinique, 1778.

» des *Paracelse*, qu'instruit dans celle d'*Hip-*
» *pocrate*, de *Sydenham*, de *Baillou*, dont
» la science s'est acquise au pied du lit des
» malades. »

Les exemples particuliers d'un enseignement clinique, que des hommes du plus grand mérite donnoient souvent dans leurs hôpitaux, par un zèle au-dessus de tout éloge (1), n'étaient qu'une exception heureuse qu'il étoit temps de consacrer et d'adapter à la constitution même des écoles. On le reconnoissoit depuis long-temps, et le vœu pour l'établissement des cliniques étoit général à l'époque de leur institution (2). Elle fit partie de celle des nouvelles écoles de médecine créées en l'an 3.

---

(1) Les noms d'un grand nombre ont été recueillis par la reconnoissance, et on les voit souvent placés à la tête des ouvrages de ceux qui profitèrent de ces cliniques particulières. On n'oubliera point à la Charité et à la clinique interne de l'Ecole, que long-temps avant son établissement, M. *Desbois de Rochefort* savoit y encourager les efforts de ceux en qui il avoit reconnu de l'instruction et du zèle ; il leur désignoit un certain nombre de malades sur lesquels il fixoit leur attention ; il discutoit avec eux les principes du traitement, et faisoit l'ouverture des sujets qui avoient succombé. On se souviendra également que M. *Corvisart*, son ami et son successeur, avoit suivi cet exemple dans le même hospice, avant d'y être nommé professeur de clinique, et que cette clinique fut basée en grande partie sur ce que ces deux médecins avoient fait précédemment.

(2) Déjà même il y en avoit quelques exemples. Outre le régime clinique des hôpitaux militaires, dont nous parlerons plus bas, dans la nouvelle organisation

L'organisation de ces écoles procura à la médecine, dans toutes ses parties, d'immenses avantages, de nouvelles et précieuses ressources pour développer de plus en plus son enseignement (1): mais de toutes les créations

---

de l'université de Caen, qui eut lieu en 1786, il y eut, indépendamment des chaires de pathologie et de semeïotique, une chaire de médecine-pratique réunie à la place de médecin de l'Hôtel-Dieu, dont le professeur fut chargé de tenir tous les jours conférence avec les élèves, après la visite, dans une des salles de l'hospice, et de donner deux fois par semaine une consultation gratuite. Un article statuoit qu'on ne pourroit remplir cette chaire qu'après avoir exercé la médecine pendant quinze ans. Cette réforme et cette institution, qui étoient d'un bien heureux augure, eurent lieu d'après les plans de la faculté de médecine elle-même. *Edit du roi, du mois d'août* 1786, *art.* 34, 47 *à* 51. J'en dois la connoissance et la communication à **M.** *Coquille*, bibliothécaire de la bibliothèque Mazarine.

(1) *Voyez* le discours de M. *Thouret*, directeur de l'école, à sa séance publique du 21 vendémiaire an 8. Plusieurs parties, telles que l'hygiène et la physique médicale, la médecine légale, l'histoire de la médecine, la bibliographie médicale, etc., ont été pour la première fois l'objet de cours particuliers. Plusieurs autres parties ont reçu des accroissemens qui ont donné une nouvelle face à leur enseignement. Tout annonce que l'art est prêt à recevoir des siècles qui vont éclore, autant de lumières qu'il en a reçues des siècles qui l'ont vu naître; mais c'est aux cliniques seules qu'il appartiendra de couronner ce juste espoir; et s'il étoit possible qu'on cessât de leur accorder l'attention principale qu'elles réclament, tant d'études si variées, en cessant de se rapporter à leur centre unique, la médecine-pratique, deviendroient incapables de produire la véritable science.

heureuses dont il s'accrut, la plus **remarquable** fut celle des cliniques. Leur institution, si long-temps enviée par la France à des nations rivales de sa gloire, la dédommagea par une incontestable supériorité, soit pour l'étendue du système d'instruction-pratique qu'elles présentèrent, soit pour la réunion des moyens propres à en assurer l'exécution.

L'école de médecine de Paris **eut trois** cliniques (1) : une clinique de médecine interne, une de médecine externe, et une **pour les cas rares** et les essais des nouvelles méthodes de traitement, dite la clinique de **perfectionnement.**

Dans ces cliniques, les professeurs se proposèrent d'interroger et de traiter sous les yeux des élèves un certain nombre de **malades** ; de les exercer à l'observation et à la description des maladies ; de leur exposer dans des conférences raisonnées, au lit même des malades, ou après la visite, toutes leurs vues sur le diagnostic, le prognostic, et le traitement ; de suivre avec eux l'histoire complète de chaque maladie jusqu'à sa terminaison ; d'en discuter jour par jour tous les élémens, et lorsque le sujet viendroit à succomber, d'en faire l'ouverture, avec tout le soin possible, afin que ses résul-

---

(1) Loi du 14 frimaire an 3 ; Rapport du citoyen *Fourcroy* ; Plan général de l'enseignement, imprimé par ordre du comité d'instruction publique ; Organisation des cliniques, etc.; Discours de M. *Thouret*, déjà cité.

tats complétassent l'instruction ; et fussent ; avec la première description et le journal de la maladie , déposées dans les archives de la clinique.

Un tel enseignement, trop capable de compromettre des praticiens médiocres , ne devoit être confié qu'à des hommes consommés dans l'art. Les noms de ceux qui en furent chargés suffisent à leur éloge. Mais nous devons ajouter à cette description commune et abrégée quelques détails sur chacune des cliniques.

La clinique interne placée à l'hôpital de la Charité, est composée de deux salles (1); une de vingt lits pour les hommes , que le professeur remplit, en choisissant parmi les malades reçus à l'hospice, ceux qui lui paroissent devoir être offerts de préférence à l'observation des éléves, et les plus propres à contribuer à leur instruction. Une autre salle de vingt-six lits, est destinée à recevoir des femmes ayant des maladies particulières à leur sexe; mais comme on n'a reçu jusqu'à présent à la Charité que des malades du sexe masculin, cette disposition n'est pas généralement observée, d'autres maladies sont admises , et le professeur fait la clinique sur les plus intéressantes. Le professeur fait chaque jour la visite dans les salles , entouré des éléves ; il interroge et prescrit devant

____

(1) Réglemens de la Société d'instr. méd. *Avant-propos.*

eux , puis les réunit dans le local des conférences. Là, recueillant tout ce qu'il a observé
lui-même , tout ce que lui offrent les notes
que les élèves rédigent sur les malades entrant, et le journal qu'ils tiennent ensuite de
leur maladie, il traite de chacune, selon toutes
les parties qui constituent les fonctions de
l'observateur et du praticien. C'est alors que
les élèves, encore peu exercés dans l'art si difficile de bien observer, apperçoivent dans le
tableau de la maladie une foule de circonstances qui leur avoient échappé, et que les
plus avancés découvrent encore un grand
nombre de rapports qu'ils n'avoient point saisis , et qui, combinés entr'eux avec cette habileté profonde qui caractérise le professeur
Corvisart , sur - tout dans la doctrine jusqu'ici trop peu connue, des maladies organiques, rendent comme évidens des diagnostics
qu'on n'auroit pas même soupçonné d'abord
possible d'établir. Combien le vif intérèt de
ces instructions augmente-t-il encore , lorsqu'avant de passer à l'ouverture des cadavres
des malades qui ont succombé , après avoir
donné une nouvelle lecture de l'histoire
de leur maladie, et quelques remarques générales sur sa marche, ce professeur annonce
aux élèves non seulement la région ou l'or-
gane, siége des désordres, mais souvent la
situation relative, l'étendue et la nature de ces
désordres, dont il peut leur décrire d'avance
jusqu'aux moindres détails; et que, passant
ensuite à l'ouverture, elle justifie d'une ma-

nière frappante la justesse de ces prédictions (1)!

Un si grand nombre d'élèves suivit la clinique interne de la Charité, dès son origine, qu'on sentit la nécessité d'en établir une seconde à l'Hôtel-Dieu (2). Toutes les dispositions furent prises pour assurer l'établissement de cette nouvelle clinique, que l'intérêt des malades et celui des élèves rendent également desirables, et qui ne peut tarder d'être ouverte dans ce vaste hospice, si favorable à l'instruction-pratique la plus active.

La clinique externe jouit déjà de deux établissemens : l'un à l'Hôtel-Dieu, l'autre à la Charité. A l'époque de l'institution des nouvelles écoles, *Desault* faisoit depuis huit ans, à l'Hôtel-Dieu, une clinique chirurgicale, qui étoit suivie avec une sorte d'enthousiasme, et dont la réputation s'étoit étendue dans toute l'Europe. Jusqu'à *Desault*, la clinique chirurgicale (3) n'avoit reçu presque nulle part d'organisation particulière. La leçon dans cette partie est tellement évidente par elle-même, au lit des malades, qu'il paroissoit difficile d'ajouter à l'instruction qu'on pouvoit y rece-

---

(1) On peut en voir beaucoup d'exemples dans les dissertations de MM. *Chardel*, *Aussant*, *Noël*, *Coutel*, *Bayle*, etc.

(2) Discours cité de M. *Thouret*; Discours de M. *Fourcroy*, pour l'an 9.

(3) Nous avons vu une clinique chirurgicale établie à Pavie, en 1787. Des recherches ultérieures en découvriroient peut-être d'antérieures.

voir. Il suffisoit d'observer en silence les grands maîtres dans leurs hôpitaux, ou de suivre dans la pratique de la ville leur clinique journalière ; en un mot, l'instruction avoit été de tout temps expérimentale en chirurgie ; et nous n'avons pas eu besoin de traiter à part de sa clinique. Cependant des conférences réglées et des exercices d'observation et de pratique pour les élèves, pouvoient apporter une nouvelle perfection dans cette étude. L'exemple de *Desault* le prouva. Nous ne donnerons point de détails sur sa clinique ; ils ont été recueillis dans plusieurs ouvrages (1), et sont par-tout présens à la mémoire de ses nombreux élèves. L'école vit avec joie l'honneur qu'il s'étoit acquis en ce genre d'enseignement depuis tant d'années, devenir une partie du sien ; mais la mort lui envia trop tôt ce grand homme. M. *Pelletan* lui succéda, et il remplit encore cette chaire de tout l'éclat d'un nom justement célèbre.

La seconde clinique externe, placée à l'hospice de la Charité (2), est due au zèle du pro-

____

(1) Programme du cours de chirurgie-pratique de M. *Desault*, Journal de Médecine, an 2. Journal de *Desault*, ouvrage donné plusieurs années, auquel *Bichat*, son élève le plus cher, eut la principale part. *Voyez* aussi son Éloge historique, par ce dernier, *OEuvres posthumes de* Desault, pages 24 et 46.

(2) Je dois rendre à celle-ci un hommage plus particulier ; c'est elle que j'ai principalement suivie dans l'étude de la chirurgie, et je saisis cette occasion d'unir ma reconnoissance à celle que tant d'élèves ont déjà exprimée à M. *Boyer*.

fesseur

fesseur adjoint de cette partie, M. *Boyer.* Dès
l'origine de l'école, il a ouvert aux élèves, dans
cet hospice, son cours de clinique, et y donnant d'ailleurs un cours théorique sur toute la
médecine opératoire, il démontre par l'un et
l'autre enseignement théorique et pratique,
tout ce qui appartient à l'histoire des maladies
chirurgicales, à leur traitement, et aux procédés opératoires qu'elles exigent. Une foule
d'élèves l'accompagne chaque jour à la visite
qu'il fait dans l'hospice; il donne lui - même
devant eux, ou fait donner sous sa direction,
tous les soins manuels que les divers cas
exigent; il désigne à ces élèves les malades
dont ils doivent rédiger l'observation et tenir
le journal. Après la visite, une consultation
gratuite, souvent très - nombreuse, a lieu, et
fournit de nouvelles occasions de recevoir les
leçons de l'expérience; ensuite la conférence
s'ouvre sur les maladies observées et sur les opérations qu'il convient d'entreprendre : toutes
se font en présence des élèves, et sont précé-
dées à la conférence, d'une dissertation sur
l'état du malade, sur les suites probables de
l'opération, sur les moyens de rendre ces suites
moins fâcheuses, et sur le procédé opératoire.
Les élèves donnent lecture des observations
qu'ils ont été chargés de recueillir, soit que
les malades soient guéris ou qu'ils aient succombé. Dans ce dernier cas, l'ouverture du
cadavre a lieu, lorsque les progrès de l'art ou
l'enseignement des élèves l'exigent. Les leçons
de pathologie suivent ce cours.

La clinique *de perfectionnement* est destinée à recueillir les maladies rares et inconnues, à les rassembler sous les yeux des maîtres de l'art, pour en étudier la marche, et en saisir la nature, et en même temps à essayer tous les procédés opératoires, ou les médicamens internes, capables d'offrir de nouvelles ressources à la thérapeutique. Déjà les résultats d'un grand nombre d'observations et d'expériences faites à cette clinique, ont été consignées dans les comptes rendus des travaux de l'école, publiés chaque années, et déposés dans ses archives. Cette clinique, placée à l'hospice particulier de l'école, est composée de deux salles; l'une de quinze lits, pour les hommes; l'autre de huit lits, pour les femmes : mais d'autres salles sont annexées à celles-là, propres à recevoir, lorsqu'il est nécessaire, un appareil d'expériences plus nombreuses (1). Le professeur Dubois, qui est à la tête de cette clinique, donne au même hospice tous les deux jours, une consultation gratuite, où l'affluence des malades fournit à son zèle une nouvelle occasion de multiplier pour les élèves, les moyens de se former à l'expérience, et de leur inspirer l'amour des devoirs bienfaisans de leur profession.

---

(1) Telles sont celles maintenant commencées sur un certain nombre de malades attaqués de fièvres intermittentes, pour constater les effets d'une nouvelle méthode de traitement proposée a l'Institut national.

L'école de médecine de Paris, pénétrée des avantages de l'enseignement clinique, et de l'importance qu'il y avoit de l'appliquer à d'autres parties de l'art, ce que rendoient d'ailleurs facile les nombreux hospices réunis dans cette grande ville, exprima ses vœux au Gouvernement pour l'établissement de nouvelles cliniques. Il en fut accordé trois bien intéressantes : une pour l'inoculation, une pour les maladies syphillitiques, et une autre pour la pratique des accouchemens et les maladies des femmes en couche (1).

La clinique d'inoculation s'ouvrit en l'an 6, à l'hospice de la Salpétrière, dirigée par M. *Le Roux*, professeur-adjoint de la clinique interne de l'école, et M. *Pinel*, médecin en chef de cet hospice. C'étoit le premier cours en ce genre donné en Europe, et le Gouvernement se proposa, d'après les vues de l'école, d'en étendre les bienfaits et d'en assurer la durée. Les leçons publiques en furent faites par M. *Le Roux*, et cette clinique, suivie par un nombre choisi des élèves les plus instruits, remplit sous tous les rapports ce qu'on pouvoit en attendre. L'inoculation de la vaccine, beaucoup plus simple que celle de la petite-vérole

----

(1) « Pour cette partie seule, écrivoit en 1790 le » professeur *Leroy*, il n'est pas même permis de » pénétrer dans les hôpitaux ; tandis que le Dannemarck, la Prusse, l'Angleterre, l'Allemagne, l'Italie, ont les plus beaux établissemens en ce genre » d'enseignement ». *Plan d'un séminaire de médecine à la Salpétrière*, 1790.

elle-même, l'a désormais entièrement remplacée; mais, malgré sa grande simplicité, il ne seroit pas moins intéressant de former les élèves à sa pratique exacte, de les exercer à bien distinguer les caractères de la vaccine préservatrice, et à éviter les inconvéniens de la fausse ; de les disposer enfin à propager avec zèle l'usage et la vraie tradition d'une découverte aussi heureuse. On trouveroit toutes les bases d'un tel cours dans le rapport fait à l'école par M. *Le Roux,* sur sa clinique d'inoculation (1).

La clinique des accouchemens et des maladies des femmes en couche n'a pu être encore établie. Les leçons sur les accouchemens ont été depuis long-temps rendues pratiques dans divers cours particuliers, mais d'une manière trop imparfaite, et l'enseignement des maladies des femmes et des enfans n'a aucune institution.

La clinique des maladies syphillitiques, obtenue par l'école, n'a point encore non plus été organisée. M. *Cullerier* donne depuis quelques années un cours particulier bien intéressant sur ces maladies, à l'hospice du Sud, qui leur est spécialement affecté, et dont il est chirurgien en chef. Dans cette ville immense, un tel hospice réunit un nombre infini de cas d'instruction en ce genre. Les symptômes syphillitiques sont si multipliés, et se présentent sous

______

(1) Rapport fait à l'école de Paris sur sa clinique d'inoculation, an 8.

tant de formes, que *Sydenham* désespéroit d'en acquérir une connoissance complète. *Ità multiplex, incerta et delicata ut ità dicam est natura, atque ità ludit in his morbis, ut unius non sit hominis, ut ut vivacis, varia eorum phænomena et curationes iisdem accommodatas graphicè depingere. Unum hominem dixi? quid quod, vel decem per tot sæcula* (1). Cependant la clinique de M. *Cullerier* est si favorable à leur étude, qu'on seroit tenté de croire qu'elle ne laisse rien à desirer sur ces maladies, dont le tableau si varié dans cet hospice fait encore frémir celui qui s'est le plus familiarisé avec le spectacle des misères humaines :

> Quæ scelerum facies.... quibus ve
> Urgentur pœnis !   V i r g.

Ainsi, outre les cliniques publiques que le Gouvernement a établies au sein de l'école, les élèves trouvent encore de nouveaux secours dans les cliniques particulières que leur ouvrent par une heureuse émulation les hommes les plus dignes de multiplier les bienfaits de ces institutions - pratiques. Chaque année presque en a vu naître de nouvelles : nous en citerons quelques exemples, et nous nous empressons sur-tout de signaler les avantages inestimables que les élèves ont trouvés dans l'enseignement clinique de M. *Pinel*, sur les maladies internes.

---

(1) *Sydenh. H. Paman*, epist. resp.

Médecin en chef de l'immense hospice des femmes, dit *la Salpétrière*, M. *Pinel* y donne depuis six ans un cours de clinique au printemps, et un à l'automne, qui durent chacun trois mois. Chargé à l'école de professer la pathologie interne, il a voulu offrir aux élèves l'occasion d'étudier sa méthode et d'approfondir les principes de son enseignement au lit même des malades; il s'applique dans ces cours à les former, par différens exercices, à l'observation et ensuite à l'analyse des phénomènes des maladies; il leur apprend à en saisir les traits caractéristiques; à démêler les complications accessoires; à réduire leur histoire aux termes les plus simples, et même à l'expression la plus laconique; à établir des rapprochemens d'où puisse résulter un tableau général des maladies, qui donne les moyens d'en retenir plus facilement la doctrine, et de classer avec ordre ses observations particulières. Ce tableau doit encore servir à multiplier les analogies générales, qui peuvent, modifiées selon une juste appréciation des forces du malade, et de toutes les circonstances, fournir les premiers principes du traitement; à rédiger avec plus d'exactitude l'état des constitutions, etc. On peut, pour plus de développement, consulter sa *Médecine clinique*, ouvrage où sont exposés les principes de sa méthode et ses procédés pour l'appliquer, et qui contient un grand nombre d'observations destinées à montrer des exemples de cette application. Cet ouvrage présente

de nouvelles vues fort intéressantes sur la rédaction des Comptes rendus, ou *Ratio medendi* des cliniques (1).

Une clinique de *semeïotique* a été ouverte
en l'an 10, dans le même hospice, par M. *Beau-
vais*, médecin-adjoint de M. *Pinel*. Il s'est
proposé de donner à ceux qui se disposoient
pour la première fois à fréquenter les malades,
des notions exactes sur les caractères physiques
que présentent les organes dans l'état de maladie, et les altérations sensibles qui se mani-
festent alors dans les fonctions; il a voulu, par
de nombreux exemples, les exercer à bien
apprécier la valeur des termes souvent trop
équivoques, ou même insignifians, qu'on em-
ploie dans leur description.

Nous ne pouvons exprimer trop de regrets
sur la clinique spéciale de thérapeutique que
Bichat avoit commencée à l'Hôtel-Dieu, aussitôt qu'il y avoit été nommé médecin (2). Cet

----

(1) Il n'est pas sans intérêt de rapprocher de cet
ouvrage celui publié en 1789 par M. *Chambon*, pré-
décesseur de M. *Pinel* dans cet hospice. *Observat.
clinicæ in cadav. indagat. referent.*, 1789.

(2) La gloire du physiologiste semble faire oublier
en *Bichat* celle du praticien, à laquelle il a des
titres non moins certains. Elevé dans la clinique de
Desault, et devenu son ami, *Bichat* en partagea
tous les travaux et fut après sa mort l'éditeur de ses
œuvres. Après avoir professé long-temps toutes les
parties de l'enseignement chirurgical, il entra dans
la carrière de la médecine-pratique. Il avait eu pour
vue principale, dans ses travaux physiologiques, de se
disposer à faire faire à cette science les progrès dont il

homme, si propre à ouvrir de nouvelles routes, et à se rendre au but dès la première tentative, se proposoit d'étudier avec ses élèves, sur les malades, les propriétés réelles des médicamens simples, et les proportions les plus avantageuses de leurs doses. Il examinoit leurs effets, selon les circonstances si variées que présentent dans les mêmes maladies les divers sujets et les divers systêmes d'organes de l'économie animale. *Bichat* faisoit à l'Hôtel-Dieu un cours de clinique sur les maladies internes, et donnoit en même temps un cours théorique de matière médicale. Dans celui-ci, au commencement de la leçon, il résumoit toutes les observations faites la veille ou le jour même à sa clinique sur les médicamens proposés à l'examen spécial des élèves, et il indiquoit toutes celles qu'il feroit avec eux en préparant la leçon

---

sentoit qu'elle étoit susceptible ; déjà il étoit entré dans cette nouvelle carrière, et avoit signalé ses premiers pas par les services les plus importans. Cette partie si intéressante pour laquelle l'école a desiré de voir créer une chaire dans son sein (Disc. cité de M. *Thouret*), l'anatomie pathologique, avoit été l'objet d'un cours qui aura laissé parmi ses nombreux disciples des germes précieux pour l'avancement de cette partie. Au moyen de la description exacte qu'il avoit donné des attributs caractéristiques des différens systêmes, il porta dans l'examen des lésions des organes une précision inconnue jusqu'à lui, dans ce genre d'observations. Enfin ce fut au milieu de ce cours non moins intéressant qu'il donnoit sur la thérapeutique, et au milieu même des travaux de la clinique la plus active, que la mort le frappa.

suivante, continuant, aussi long-temps qu'il
étoit nécessaire, ses observations sur les mêmes
médicamens. C'est ainsi qu'il animoit déjà ce
théâtre immense de l'Hôtel-Dieu, où la médecine n'avoit avant lui aucun établissement
d'instruction clinique. M. *Récamier,* médecin
dans cet hospice, s'est proposé d'y donner aussi
des cours de clinique médicale : puisse-t-il ne
pas abandonner un projet aussi utile, et obtenir tous les secours nécessaires pour le poursuivre avec succès! Puisse, sur-tout, la nouvelle clinique de l'école y être bientôt établie!

Bichat eut l'initiative de l'exécution de
ce cours clinique de matière médicale; mais
M. *Fourcroy* en avoit proposé et motivé fortement l'idée, dès 1785, dans son traité sur
l'Art de connoître et d'employer les médicamens. L'importance de rappeler l'attention sur
cet objet, pourra seule faire excuser une citation d'un ouvrage si connu. « De toutes les
» connoissances nécessaires à l'étude de la ma-
» tière médicale, dit M. *Fourcroy,* l'observa-
» tion des effets des médicamens sur le corps
» humain, est sans doute la plus importante et
» la plus immédiatement utile; elle pourroit
» même à la rigueur guider seule le praticien.
» En effet, ce n'est jamais d'après les pro-
» priétés chimiques seules, ni l'histoire natu-
» relle d'une substance, que les praticiens
» l'emploient; ils comptent beaucoup plus sur
» l'observation. Mais quelle obscurité ne règne
» pas dans cette partie! Les praticiens se for-
» ment une sorte de matière médicale-pratique

» qu'ils se communiquent entr'eux au lit des
» malades, tandis que les jeunes gens conti-
» nuent à se fatiguer inutilement dans la lec-
» ture des auteurs de matière médicale......
» Cette tradition des praticiens est elle-même
» si imparfaite, qu'il faudroit commencer sur
» nouveaux frais à observer les effets des mé-
» dicamens. Pour cela, il seroit nécessaire de
» les administrer seuls, sans mélange, de
» noter avec soin les résultats, etc..... Un hô-
» pital destiné à ces observations, est le seul
» moyen de les faire avec la précision re-
» quise. » Suivent des vues sur la manière de
poursuivre ces expériences dans un tel hospice (1).

M. *Fourcroy* a desiré aussi l'établissement
d'une clinique médico-chimique, où l'on pût
faire les nombreuses recherches qu'il a indiqué, en traitant de chaque substance animale, dans son *Systême des connoissances
chimiques ;* ce seroit le moyen de déterminer
enfin jusqu'à quel point la chimie animale
peut être applicable à l'avancement de la
science ou de la pratique médicale. Ce genre
de recherches a déjà fait souvent partie des
travaux des cliniques de l'école.

Outre ces cliniques, relatives aux progrès
de la matière médicale et de la chimie ani-

---

(1) Essai sur l'art de connoître les médicamens, etc.
chap. 2, art. 3, chap. 6. *Voy.* aussi le chap. 4, art. 3,
sur l'action générale des médicamens, relative aux
divers ordres d'organes.

male, on pourroit en desirer plusieurs autres pour des maladies particulières, capables d'appeler une attention spéciale ; telles sont les maladies scrophuleuses cutanées, etc. Ne pourroit-on pas même trouver les moyens de donner sur les aliénations mentales, et sur les épilepsies, une instruction-pratique qui manque entièrement ? On s'abandonne trop dans leur traitement, à la routine et à l'incertitude, ou on désespère trop facilement (1). Devroit-on craindre que ces cliniques, et d'autres qu'on pourroit encore admettre, ne surchargeassent trop les études ? Il nous semble que lors même qu'on seroit forcé pour leur faire place, d'abréger d'autres études, celles qui offrent un genre d'instruction-pratique quelconque, ne sauroient être trop multipliées. Il importeroit seulement de les combiner entr'elles, et de les faire se succéder de la manière la plus avantageuse.

Après ce tableau des études cliniques de Paris, nous devons indiquer leur état dans le reste de la France.

La loi qui créa les trois écoles spéciales de Paris, Montpellier et Strasbourg, leur rendit commune l'institution des cliniques.

Celles de Strasbourg, établies dans un emplacement trop resserré, n'ont pu jusqu'a ce

---

(2) *Voyez* le Traité de la Manie, de M. *Pinel*, et le compte que M. *Hallé* a rendu des nombreux succés qu'il a obtenu daus le traitement de ces maladies. *Séance publ. de l'école de méd., du 5 brum. an* 11.

moment, répondre d'une manière assez satis-faisante aux vœux des professeurs et à l'attente des élèves. L'école a réclamé, dans le compte rendu de ses travaux pour l'an 10, une organisation plus analogue au but que doit atteindre cette branche de l'enseignement, et plus digne des grandes idées que le Gouvernement a manifestées, sur l'importance et les inestimables avantages de ce genre d'institutions (1). Quant à celles de l'école de Montpellier, le discours sur la clinique, de son président, le docteur *Fouquet*, en consacre la gloire et les services, par les détails les plus intéressans. Il est imprimé avec le compte rendu des travaux de cette école pendant l'an 10 (2).

La clinique n'existoit pas plus à Montpellier qu'à Paris, avant la nouvelle organisation des écoles; mais dès les premiers instans de sa création, elle l'emporta de beaucoup, ainsi que celle de Paris, sur la plupart des établissemens pareils des nations étrangères qui nous en avoient donné l'exemple; nous en citerons les principales bases. Nous ne craignons point de multiplier les tableaux de l'enseignement clinique, encore trop peu connu; ils sont

---

(1) Séance de l'école spéciale de médecine de Strasbourg, du 1er. brum. an 10 ; Discours de M. *Noël*, directeur de l'école.

(2) Séance publique de l'école de médecine de Montpellier, du 17 brumaire an 11 ; Discours sur la clinique, par M. *H. Fouquet*. Recueil périod. de Litt. méd. Germinal an 11.

d'ailleurs toujours variés, et celui de la clinique médicale de Montpellier, présente des traits bien avantageux aux études-pratiques.

Un nombre déterminé d'élèves, choisis d'après un examen, parmi ceux qui ont fréquenté pendant deux ans au moins les divers cours de l'enseignement médical, et qui, par conséquent, sont déjà initiés dans la connoissance théorique de l'art de guérir, composent l'école clinique.

Chaque malade est confié au soin de deux de ces élèves, qui, tous les jours, matin et soir, sous les yeux du professeur, les interrogent, les examinent, caractérisent la maladie, suivent sa marche, signalent ses diverses périodes, s'essayent à prognostiquer son issue; et après avoir établi les indications thérapeutiques, qui leur sont suggérées par l'analyse des signes et des symptômes observés, assignent les moyens les plus propres à les remplir. Les élèves ne perdent jamais de vue le malade ni la maladie; tous les phénomènes pathologiques se passent sous leurs yeux; ils sont chargés de veiller, à tour de rôle, jour et nuit, les malades attaqués d'affections un peu graves, et de rendre compte ensuite au professeur et aux autres élèves, de tout ce qui s'est passé pendant leur absence; après que la maladie est terminée, l'un des deux élèves est chargé de rédiger l'histoire particulière de cette maladie; et ces histoires, après avoir été lues en présence des élèves et du professeur, qui en rectifie les erreurs ou

les négligences, sont consignées dans un recueil général, qui compose les archives de
la clinique.

De plus, les élèves donnent des consultations publiques sur des cas difficiles, sous la
surveillance du professeur, et ils tiennent
entre eux, devant lui, des conférences sur
divers points de pratique ; exercices bien
propres à multiplier les avantages de cette
clinique.

L'école de Montpellier possède en outre
un cours pratique des maladies syphillitiques.
Depuis que l'hôpital militaire destiné à ces
maladies a été confié aux soins de ses professeurs MM. *Pouttingon , Méjan* et *Se-
neaux* (1).

Les grands hospices des autres principales
villes , ceux de Lyon , de Bordeaux , de
Rouen, etc., présentent aussi à l'époque actuelle
des établissemens cliniques pour la médecine
et pour la chirurgie. Les détails sur ces établissemens nous manquent , mais les noms des
Petit, des *Guérin*, des *Laumonier*, sont un
sûr garant des avantages qu'ils offrent, dans
leurs premières études, aux élèves des ces
cités florissantes.

Des cliniques d'un autre ordre, dont l'institution devança même celles des écoles publiques, sont celles de la médecine militaire :

____

(1) Séance citée de l'école de Montpellier, extrait
de ses travaux pendant l'an 10, par M. *Lafabrie*.

on en peut marquer l'origine dans le réglement de 1775, donné par M. *Richard de
Hantesierck,* pour les hôpitaux militaires
de Strasbourg, Lille et Metz (1). Dans ces
hôpitaux, des élèves-médecins et chirurgiens
étoient obligés de suivre la visite de leurs
chefs respectifs, et de faire des observations
sur les maladies qu'on leur indiquoit. On en
varioit le sujet tous les mois : un mois c'étoit
sur les maladies aiguës ; un mois sur les chroniques ; et ces observations devoient servir à constater le mérite des élèves, et à régler l'ordre de
leur avancement. De semblables réglemens
eurent lieu pour les hôpitaux de la marine.
L'école de Brest devint sur-tout célèbre sous
MM. *Duret* et *Sabatier ;* ces sortes de cliniques reçurent dans des réglemens plus ré-
cens de grandes améliorations. Celle sur-tout
ouverte au Val-de-Grace à Paris, en l'an 5,
fut organisée sur le plan le plus étendu (2).

Mais c'est aux armées que la clinique militaire donne sur-tout ses grandes leçons. Combien, dans les campagnes de *Paré,* ou dans
celles de *Pringle,* les scènes terribles de la
guerre durent-elles être instructives sous de
tels maîtres à ceux qui les y accompagnoient!
Quel théâtre, que ces hôpitaux ouverts jus-

---

(1) Réglement de 1775, art. 11 et suiv.
(2) Plan de l'enseignement clinique de l'hospice
du Val-de-Grace, imprimé par ordre de la commis-
sion de santé, an 5, *in-*8°.

qu'au milieu des camps, que ces réunions de victimes qui multiplient sous toutes les faces les tableaux des mêmes accidens ou des mêmes maladies ! Quel spectacle encore pour la chirurgie que celui d'un champ de bataille que les armées viennent d'abandonner ! Mais pourroit-on croire qu'à l'heure même qu'elles y exercent leurs fureurs, la science pût recueillir et classer des faits utiles ? Quelle autre leçon que celle du courage des enfans de Mars, ou d'un dévoûment plus héroïque encore, purent y trouver sous M. *Perci*, ses généreux frères d'armes ? Une chirurgie volante fut imaginée par lui ; un charriot suspendu contint les premiers secours pour douze cens blessés ; six aides et plusieurs servans hardis et exercés s'y placèrent : escorté par deux chirurgiens en chef à cheval, il parcouroit pendant le combat la ligne avec rapidité pour relever les blessés jusques dans les rangs.... A ce spectacle la reconnoissance de l'armée et l'admiration des étrangers se confondirent en un seul hommage. Que ne puis-je rappeler ici les traits non moins glorieux à notre art sublime, non moins chers à la patrie qui honorèrent sur un champ de bataille, peut-être plus redoutable encore, les médecins de l'armée d'Orient ! seroient-ils trop étrangers dans l'histoire des études-pratiques. Mais quoi ? la médecine demeura-t-elle alors sans instruction pour ses élèves ? n'en eurent-ils aucune à recueillir de son chef courageux ? Je ne parle pas des exemples de son

dévoûment

dévoûment (1); mais ces travaux organisés par **M.** *Desgenettes* , sur un plan si étendu , poursuivis avec lui, et avec la même constance par ses collègues, recueillis enfin et formant, si l'on peut s'exprimer ainsi, le *Ratio medendi* de cette vaste et mémorable clinique (2); ces travaux n'offrirent-ils pas continuellement les scènes de l'expérience la plus animée et les sources de l'instruction la plus vive ? C'est à de telles armées qu'*Hippocrate* eût desiré que les élèves pussent assister , lorsqu'il les exhortoit à les fréquenter pour s'y former à l'expérience ; mais c'est sur - tout lorsqu'on s'est exercé long-temps dans des cliniques plus favorables à la méditation et à une observation exacte , qu'on peut être digne de profiter encore des études tumultueuses des camps. Nous avons vu ces établissemens cliniques s'élever enfin en France , après une longue attente : ils y prospéreront désormais , et les trois nouvelles écoles spéciales qui doivent être instituées, en partageront les bienfaits. Si ce genre d'institution ne s'est introduit dans

---

(1) « Une fièvre épidémique se déclare : des bu-
» bons en sont le symptôme ; le soldat se croit atteint
» d'une maladie mortelle , il se désespère : le médecin
» en chef vole dans les hôpitaux , court de lit en lit ,
» ramène le calme dans les têtes les plus frappées , et
» bientôt il a porté la conviction dans tous les esprits,
» en s'inoculant, devant les malades, la matière de
» leurs bubons ». *Disc. de M.* Leclerc , *à la séance
puhl. de l'école, du* 24 *vendém. an* 10.

(2) Hist. med. de l'armée d'Orient, par M. *Desgenettes*, médecin en chef.

7

le système des études qu'avec une lenteur qui étonne, il ne cessera plus d'en être regardé comme une des parties les plus essentielles, celle dont les résultats sont le plus immédiatement applicables aux besoins de l'humanité.

SECONDE PARTIE.

Nous avons donné, dans la première partie, l'histoire des institutions cliniques; nous ferons dans celle-ci quelques remarques sur les avantages de celles dont nous jouissons actuellement, et sur leur organisation.

Nous avons dit qu'on devoit considérer les avantages des cliniques sous deux points de vue également intéressans; sous le rapport des études, et sous celui des progrès de la médecine: nous en traiterons séparément sous ces deux points de vue; nous passerons ensuite à leur organisation.

§ Ier. *Avantages des cliniques sous le rapport des études.*

La médecine, dans son acception la plus étendue, embrasse tout ce qui appartient à la connoissance physique et morale de l'homme, sain ou malade; elle considère tous les êtres de l'univers en tant qu'agissans sur lui dans ces deux états. Le médecin, plus qu'aucun autre savant, peut multiplier dans son étude ces rapports entre toutes les connoissances humaines, qui les lient ensemble, et en forment une chaîne immense où l'esprit les voit se combiner et dépendre les unes des autres. Cette idée est aussi vraie en elle-même qu'elle est grande; mais on a trop affecté peut-être de la prendre pour base des études élémentaires, et trop négligé l'idée plus simple qu'on devoit, avant tout, se faire de la médecine, considérée comme l'art de soulager les hommes dans leurs maladies. Dans cette dernière acception, le champ des études accessoires se resserre, l'importance et le grand nombre des connoissances-pratiques qu'il faut acquérir sur les maladies et sur leur traitement, fixent toutes les facultés, et l'attention principale s'applique à la recherche des moyens de se former le plus immédiatement et le plus solidement à la médecine-pratique.

L'expérience est la base des connoissances en médecine-pratique; en admettant ce principe, on avoit cru qu'il suffisoit dans l'enseignement de transmettre, par la voie de l'érudition, les résultats de l'observation en un corps de doctrine positive, que la pratique particulière de chacun devoit dans la suite lui rendre sensible. Les droits de l'érudition sont incontestables, mais ceux de l'observation propre ne le sont pas moins; elle seule même peut rendre l'érudition utile, en apprenant à discerner la vraie de la fausse.... Pour que l'observation apporte de véritables lumières, il faut qu'elle soit faite dans les circonstances et avec les dispositions nécessaires, et qu'elle soit répétée un assez grand nombre de fois.... Nous ne nous attacherons point à développer ces principes, qu'on trouve exposés dans une foule d'ouvrages, et qui l'ont été si bien récemment dans l'excellente dissertation de M. *Bayle* (1); nous les supposerons connus. Il sera facile d'en faire l'application aux divers moyens d'observation et d'étude clinique, par lesquels on a pu, aux différentes époques de l'art, acquérir de l'expérience en médecine, et de se convaincre, qu'en aucun temps il n'y en a eu d'aussi avantageux que ceux que nous possédons.

Si nous résumons ces moyens, nous trouvons d'abord des usages étrangers à la médecine proprement dite, et d'une bien foible utilité. Ces usages sont :

1°. L'exposition des malades sur la voie publique, et les consultations extemporanées auxquelles elle donnoit lieu.

2°. Les consultations dans les temples, auxquelles il faut joindre les descriptions, les représentations figurées des maladies et des remèdes.

Ces moyens sont de peu de considération, et nous les avons assez caractérisés dans la première partie.

3°. Nous trouvons ensuite l'enseignement traditionnel et vraiment clinique des familles de médecins, la pratique de l'art sous des

---

(1) Considérations sur la nosologie, la médecine d'observation et la médecine-pratique, par *G. L. Bayle*, an 10.

parens , et une longue habitude d'observer
avec eux. Les *Asclépiades* nous en ont offert
l'exemple le plus remarquable. Cet enseignement procuroit sans doute une instruction solide, mais bornée et bien tardive.

4°. La coutume de s'attacher à quelque
praticien , et de le suivre auprès des malades,
fut , après l'éducation clinique des familles
médicales, jusqu'à l'institution des hôpitaux,
le seul moyen d'études expérimentales. Il
n'eut point ordinairement les avantages qu'il
sembloit d'abord devoir procurer , et il les
offriroit aussi rarement de nos jours. On seroit porté à croire qu'un praticien habile
pourroit former un jeune médecin au lit du
malade, comme on forme un peintre avec
un modèle, et lui enseigner la chose tout na-
turellement, en présence de la chose même,
et par le chemin le plus court; dans des circonstances très-favorables, il en seroit peut-
être ainsi. Mais combien auront le bonheur de
les réunir, de trouver un tel maître, qui puisse,
dans les embarras d'une pratique nombreuse,
cultiver ses élèves, faire sur des malades de la
la ville une leçon clinique exacte, remplacer
l'étude permanente et plus libre (1) des hospices, et les avantages de l'association des travaux ? La plupart des élèves ne seront-ils pas
réduits à suivre en silence des visites trop incomplètes, et à n'y puiser qu'une fausse expérience ?

____

(1) Avantages de l'étude clinique des hôpitaux.
Encycl. méth. art. expérience , par *Doublet.*

5°. La fréquentation des hôpitaux ne sauroit non plus procurer une véritable expérience, sans un concours de circonstances dont la réunion constitue la clinique. Dans les hôpitaux très-nombreux, les mieux dirigés, le mouvement est trop rapide pour que le médecin le plus zélé puisse former des élèves aux exercices d'une observation exacte. On ne peut fréquenter avec fruit les grands hôpitaux, que lorsqu'on est en état d'y étudier seul. Mais alors il est utile d'aller sans guide achever soi-même de se former à la pratique, au milieu de ces rassemblemens nombreux de malades, où l'on peut embrasser d'un coup d'œil exercé les différens aspects des mêmes maladies, saisir l'influence générale des traitemens, se faire une juste idée des constitutions médicales, etc.

6°. La pratique des armées et les voyages ne conviennent également qu'aux sujets déjà formés.

7°. Quant à la pratique personnelle, elle étoit une voie bien lente et bien incertaine de parvenir à l'expérience, pour ceux qui se livroient à l'exercice de leur profession aussitôt après avoir obtenu leur titre dans des écoles où l'enseignement public étoit purement doctrinal et sans exercices cliniques. L'isolement, l'abandon à ses propres lumières, la préoccupation pour des systêmes admis sans épreuve et sans observation propre ; l'embarras, les distractions, les considérations étrangères de toute nature, auxquelles un esprit plus affermi se dérobe à peine au début de la pratique, tout concourt à rendre presque inutile cette dernière ressource. A la vérité, beaucoup de grands hommes surent avec elle réparer complétement le vide de leurs premières études. Mais combien d'efforts leur en coûta-t-il? que de plaintes ils nous ont eux-mêmes transmises à ce sujet! Quelques exemples heureux, fournis par des hommes que leur mérite plaçoit au-dessus des influences ordinaires, ne peuvent faire oublier combien en général la pratique personnelle est un moyen précaire d'acquérir l'expérience, lorsqu'on n'a pu se préparer à bien observer (1). Ce n'est que dans ce cas-ci qu'elle devient véritablement instructive pour celui qui sait, dans l'exercice même de la médecine, conserver toutes les habitudes de la saine observation, et partager son emps entre le spectacle des phénomènes que présente l'économie animale dans l'état de maladie, et la méditation des meilleurs auteurs.

8°. Les cours cliniques, dans les hôpitaux qui leur sont destinés, réunissent seuls toutes les conditions nécessaires pour que l'élève puisse se former à l'observation et acquérir les principes d'une véritable expérience. Etudier l'histoire et le traitement des maladies sur un

---

(1) *Odi vagam, tumultuariam, superficialem experientiam ; summi momenti res est experiri in medicinâ, ac plerumque ii qui alto supercilio, aliis insultantes, suam crepunt experientiam, artem experiundi minimum callent.* Tralles , *de terreis remediis præf.* pag. 42.

nombre borné de sujets choisis, sous la direction raisonnée d'un professeur ; telle est l'idée générale des cliniques actuelles. Exercé tous les jours par des praticiens consommés, l'élève se forme, et par leurs exemples, et par ses propres essais, à l'interrogation la plus méthodique et la plus complète ; à l'art de rapprocher de la manière la plus lumineuse les impressions reçues par les sens, de saisir le degré des divers symptômes, de juger de leur valeur, de les coordonner d'une manière régulière, de caractériser l'état de la maladie et celui des forces ; à l'art plus difficile encore de bien évaluer les chances du prognostic et les tendances de la nature, de déterminer ce qu'on peut en attendre, ce qu'il faut modifier par une médecine active, quels sont les moyens du traitement, et leurs effets les plus probables ; enfin, il acquiert dans toutes ces parties, dont l'ensemble constitue la pratique, l'habitude d'un coup d'œil rapide et étendu, d'un tact sûr, d'un discernement prompt, d'un jugement exact. Cette habitude exquise (1), qu'on peut nommer l'instinct du praticien, résulte de la répétition d'une multitude d'actes bien dirigés, d'abord sans doute avec peine, mais peu-à-peu avec une facilité dont on ne peut plus se rendre compte. Ainsi le musicien dont le jeu brillant nous étonne, en seroit lui-même surpris, s'il réfléchissoit sur les élémens de ce jeu si rapide et si juste à-la-fois. Il

______

(1) M. *Bayle*, Dissert. citée.

n'exista jamais en médecine de voie aussi abrégée et aussi certaine pour acquérir une telle habitude, que celle que les cliniques offrent aux élèves. Jamais ils n'eurent d'occasion aussi favorable de répéter en très-grand nombre les actes de la pratique, et sur-tout de les répéter sous une direction capable de les rendre utiles en bonne expérience; condition essentielle (1), car le choix est souvent bien difficile dans les commencemens, entre l'habitude salutaire et l'habitude vicieuse qui perpétue l'erreur, et devient le fléau de la société. Les cliniques, organisées d'une manière complète, présentent, réduit en pratique, tout ce que la méditation auroit à proposer sur les moyens d'obtenir en médecine les bonnes habitudes, et d'éviter les pernicieuses.

A ces avantages, sous le rapport des études, nous devons ajouter qu'on peut encore beaucoup acquérir dans les cliniques la connoissance de l'esprit et des mœurs des malades; apprendre l'art de les diriger; se former soimême aux bienséances du médecin, et se rendre capable d'honorer sa profession et d'en exercer tous les bienfaits. Ceux-là seulement pourroient en douter, qui n'auroient point

____

(1) « Quelques soient les avantages d'une éducation
» soignée, d'une érudition aussi variée qu'étendue,
» d'un excellent jugement, d'une application infati
» gable, l'élève a toujours besoin des conseils et de
» l'appui d'un maître; tout, jusqu'à l'art de voir, est
» difficile en médecine »…. *Discours cité de*
M. Fouquet, *page* 57.

porté dans les hospices, au lit des malheu-
reux, une ame élevée et un cœur sensible.

A quelle époque, dans ses études, un élève
doit-il fréquenter les cliniques, pour en recueillir le plus de fruit? On a dit qu'il convenoit
de n'admettre aux cliniques que ceux qui
avoient terminé leurs études académiques, et
qui n'avoient plus qu'à se préparer à la pratique de leur art. Nous osons exprimer une
opinion différente. Le temps des études médicales est en général assez court; mais quelque long qu'il pût être, il ne sauroit l'être
trop pour les cliniques, sur-tout si toutes celles
qu'on peut desirer dans l'enseignement étoient
réunies. Les études accessoires, quelqu'importantes qu'elles soient, doivent être subordon-
nées à celles qui composent proprement la
science du médecin. En s'y livrant d'ailleurs
avec la modération convenable, elles ne sauroient empêcher de suivre en même temps les
cliniques. On doit donc, dans le cours des
études, réserver la plus grande partie du
temps, et l'attention principale pour celles des
cliniques. Mais peut-on les fréquenter avant de
posséder la connoissance des maladies qu'on
doit y observer?

Robert (1) raconte le trait de ce médecin
qui, consulté par un père sur les livres qu'il
devoit donner à son fils qu'il destinoit à la
médecine, lui conseilla de lui faire lire des

-----

(1) De la Vieillesse, préf.

livres d'histoire et de littérature, et de l'en‑
voyer ensuite étudier la médecine dans les
hôpitaux. Il dit lui-même, qu'avant de per‑
mettre les livres, il exigeroit qu'on l'eût suivi
trois ans dans son hôpital, l'esprit libre de
tout système, les sens exempts de toute préoc‑
cupation. Sans adopter cette manière de voir,
dans toute sa rigueur, il me semble qu'on pour‑
roit se proposer l'ordre suivant :

Un jeune homme, après avoir cultivé (1)
convenablement les lettres, et avoir joint à ses
premières études celles de la botanique, de
l'histoire naturelle, de la physique et de la
chimie, afin de n'avoir plus à poursuivre que
leurs applications les plus directes à la méde‑
cine, pourra se présenter immédiatement à la
clinique chirurgicale : il y observera très-bien
un grand nombre des cas les plus ordinaires
de la pratique, en attendant que ses connois‑
sances en pathologie externe et en anatomie,
dont il commencera en même temps l'étude,
lui ouvrent les yeux sur les cas plus com‑
pliqués.

Après une étude approfondie et toujours
clinique de la chirurgie, lorsque l'élève pas‑
sera à celle de la médecine interne, une
clinique de semeïotique et des cas les plus
simples sera son premier livre. Je sais que
sans prétendre prévenir l'élève pour aucun

____

(1) *Quisquis enim nosse quid supra vulgum de‑
bebit non naturà modo, sed doctrinarum rudimentis
multum cœteris præstet.* (Gallien, *de natur. fac.*)

systéme, on peut desirer qu'il ait la connoissance historique de ce qu'il doit observer.
Mais, en convenant que sans cette connoissance il ne sauroit saisir l'ensemble des maladies un peu difficiles, il me semble qu'il
peut avec succés, conduit dés le premier jour
de sa carrière médicale au lit des malades, acquérir un certain nombre de notions exactes,
devenir en peu de temps capable d'embrasser
l'étendue des maladies les plus simples, s'exercer à saisir leurs caractéres essentiels, et se
préparer peu-à-peu à l'étude d'objets plus
compliqués. Une clinique spéciale pourroit
être destinée à ces foibles commencemens. En
même temps que l'éléve suivroit cette clinique élémentaire, il commenceroit ses premières études en pathologie, qui deviendroient
bien plus directes et plus instructives.

Ceux qui ont traité des dispositions requises
dans un bon observateur, et qui ont exigé
qu'il possédât sur chaque maladie toutes les
notions actuelles de son histoire, l'ont entendu
de l'observateur savant, devenu capable de
s'occuper des progrés de la science. Celles nécessaires à l'étudiant se réduisent à des conditions générales les plus simples. Des sens ouverts, un esprit droit, de l'aptitude à réfléchir,
quelqu'habitude de le faire, le goût de la
vérité, de la patience, et une certaine sagacité
dans sa recherche, telles sont les principales.
Exiger de lui la connoissance compléte des
maladies, avant de lui permettre de les observer, c'est supposer qu'il peut l'acquérir

sans observer. Se borner à demander une connoissance générale sur chaque maladie , c'est
encore supposer qu'il peut avoir des idées
exactes sur les divers élémens de leur tableau,
sans les avoir reçues des sens. Dans l'état actuel de la langue médicale, la seule incertitude
de la valeur des expressions, le grand nombre
de celles qui expriment un jugement plutôt
que des sensations , y mettroient obstacle;
mais la langue la mieux faite ne se fera jamais
bien comprendre en médecine, que lorsqu'elle
parlera après les sens, et qu'elle ne fera que
réveiller leurs impressions. Une première connoissance théorique de toutes les maladies
n'est d'aucune utilité, jusqu'à ce qu'on l'applique à l'étude d'un cas déterminé; et n'est-il
pas temps alors de présenter à l'élève le tableau
des phénomènes à observer, ou de l'exercer
à le composer lui-même? ce dernier procédé
exciteroit vivement en lui l'attention, cette
faculté précieuse qu'on gâte à force de pré-
venances. Ce tableau ainsi formé sera l'expression fidelle d'une maladie réelle; il ne
pourra, il est vrai, servir de type complet à
toutes les maladies analogues qu'il aura à rapprocher en un même genre ou espèce, mais
il en contiendra l'idée principale, les *caractéristiques;* et, à mesure que de nouvelles
observations fourniront les additions, les mo-
difications, ou les exceptions, l'élève, soutenu
par la leçon des maîtres et par un choix judicieux de lectures, saura les classer nettement,
au lieu de n'y trouver que des écueils et des
ténèbres.

En associant ainsi, dès la première étude, la méthode analytique et expérimentale à la méthode synthétique, les principes se trouveroient sans cesse démontrés par les faits ; tous les élèves recevroient des impressions vraies, durables et uniformes, et l'état de la médecine ne tarderoit pas à en ressentir une heureuse influence. Beaucoup plus de temps resteroit pour les études cliniques ; on approfondiroit davantage la thérapeutique, tandis que dans l'ordre commun, à peine a-t-on le temps d'y acquérir la connoissance historique des maladies, et selon l'expression de *Baglivi,* la première médecine (1). On pourroit suivre à leur tour les cliniques des maladies des femmes et des enfans, des maladies cutanées, virulentes, etc. Ces maladies ne sont presque point étudiées pendant la carrière académique ; elles ne le sont pas davantage dans la suite ; leur pratique languit, et leur science ne participant point au mouvement que les cliniques impriment et imprimeront de plus en plus au reste des connoissances médicales, les progrès en seront long-temps retardés.

Cette manière de voir sur l'époque à laquelle il convient de fréquenter les cliniques, ne nous est point particulière. Des auteurs très-recommandables l'ont professée. « Je conviens, dit » *Gregori* (2), qu'un jeune homme ne retirera

____

(1) Lectures on the duties and qualifications of a physic. Lect. 6. Lond., 1772.

(2) « Combien s'égarent ces jeunes gens, qui, tra-
» vaillés par cette mobilité de l'âge, qui cherche à se

» pas beaucoup d'avantages de suivre les ma-
» lades, jusqu'à ce qu'il connoisse les rudimens
» de médecine ; il n'y a cependant aucune
» incompatibilité à ce qu'il réunisse l'étude de
» la pratique à ses premières études ; et le
» peu de temps qu'on donne ordinairement à
» l'étude de la médecine ne permet pas de
» les séparer. » Peut-être *Gregori* eût-il ouvert cet avis d'une manière plus décidée, s'il
eût réfléchi sur les moyens qu'offrent les cliniques, pour en écarter les inconvéniens, et
pour l'appliquer de la manière la plus heureuse.

Nous n'avons pu que donner des vues générales, sur les avantages des études cliniques,
et sur la considération principale qu'elles
doivent obtenir à l'époque actuelle dans celles
de la médecine. Ces avantages et cette importance ressortiroient avec plus de force, si nous
pouvions examiner ici les rapports de la clinique avec toutes les autres parties des études
médicales ; il seroit à desirer qu'on fît de
nouveau cet examen, et qu'on en déduisît
des règles précises, sur lesquelles les élèves
pussent organiser le système complet de leurs
études. Trop abandonnés à eux-mêmes, un
grand nombre errent sans méthode au milieu

» satisfaire dans la diversité des objets, croient, dès
» leurs premiers pas dans la clinique, pouvoir saisir
» sans effort et comme en passant le système entier
» des connoissances de la clinique ! *Les imprudens,*
» *ils veulent courir dans la carrière, au lieu de s'y*
» *traîner !* » Discours cité de M. *Fouquet,* pag. 55.

des cliniques de toute espèce, des amphi-
théâtres d'anatomie élémentaire ou pathologique, des laboratoires chimiques, des collections de matière médicale, des bibliothèques
enfin, et des cours d'études si multipliés qui
les appellent tour-à-tour. Il leur manque un
art de combiner dans de justes proportions
leurs études, ou de les faire se succéder à
propos, et dans une mesure de temps et de
travail, propre à faire éviter, et les inconvéniens d'une érudition superflue, et ceux
d'un système trop rétréci. Des conseils et des
règles précises peuvent, il est vrai, être moins
utiles à un esprit vigoureux qui les dédaigne,
qu'un choix judicieux de principes féconds en
applications, tels que ceux que M. *Pinel* a
établis avec tant de force dans sa méthode
d'étudier en médecine (1): mais en général
un plan de conduite raisonné, et pourvu
des détails convenables au milieu de tant d'objets et de moyens d'études, dans lequel les
études de l'école et celle des cliniques, se
correspondroient de la manière la plus avantageuse (2), seroit fort utile, et mériteroit

---

(1) A la fin de la Nosogr. tom 2, première édit.

(2) Les auteurs les plus estimables de la première
moitié du dernier siècle, *Salzmann*, *Verdries*, *Le
François*, *Hoffmann*, *Heister*, *Boerhaave*, et le
Commentaire bibliographique qu'y a joint *Haller*,
ne sauroient maintenant servir de guides. On trouve
dans le reste du siècle, et depuis l'établissement plus
général des cliniques, des conseils plus conformes à
notre situation. *Tissot* et *Blumenbach* en donnent

d'exercer

(113)

d'exercer la méditation des hommes, auxquels il appartient le mieux de rendre ce nouveau service aux éléves.

II. *Avantages des cliniques pour les progrès de la médecine.*

Les cliniques, si favorables aux bonnes études, ne le sont pas moins aux progrès de la médecine. La médecine ne peut faire de progrès, que par le moyen des bonnes observations particulières; ces observations doivent être authentiques, complètes et assez multipliées (1). Il en manque encore un nombre infini dans toutes les parties de l'histoire et du traitement des maladies (2), pour par-

---

d'excellens. Beaucoup de plans furent donnés sur l'ensemble des études, en même temps que sur l'organisation des cliniques : celui de la Société royale de Médecine proposoit une chaire spéciale d'histoire de la médecine et de *methodus studendi.* Dans l'excellent discours, déjà cité, prononcé à la séance publique de l'école, du 21 vendém. an 8, M. *Thouret,* directeur de l'école, signale à l'attention du Gouvernement les avantages qui résulteroient de cette instruction, sur le *methodus studendi,* que desiroit la société royale de médecine, et qui pourroit former l'objet d'une chaire de *philosophie médicale,* ou de la *méthode d'enseigner, d'étudier et d'observer.* Voyez aussi le plan sur lequel furent organisés les études à l'école-pratique de santé de Paris.

(1) *Hippoc., Bacon, Sydenh., Buglivi, Stalh., Zimmerm., Carl.,* specim. histor. med.; *Furstenau,* De desideratis in medicinâ; *Bayle,* Dissert. citée.

(2) Ce manque de bonnes observations est généralement avoué. Si le grand nombre d'observateurs

8

venir à la connoissance la plus exacte de celles-ci. Cette nécessité et ces besoins, reconnus, nulle institution ne paroîtra plus propre que les cliniques, à fournir de telles observations, à en procurer le plus grand nombre, et dans le temps le plus court.

Qu'au sein d'un établissement public, confié à des médecins savans, et praticiens habiles, en présence d'un grand nombre d'élèves, destinés à recevoir et à conserver à leur tour, le dépôt sacré de la science, un nombre de sujets de différens sexe, âge, profession, etc., soit réuni; que l'observation de leur maladie soit recueillie dans ses moindres circonstances; qu'elle soit examinée, corrigée, perfectionnée jour par jour; que tous les procédés du traitement, et leurs effets les mieux constatés, soient de même notés; l'essai des médicamens simples, de leurs différentes doses, et de leurs combinaisons entr'eux, constamment poursuivi; les lumières des sciences accessoires, invoquées lorsqu'il y a lieu, par exemple celles de la chimie sur les caractères des évacuations; que toutes les remarques sur le diagnostic, le prognostic ou le traitement, propres à éclairer la marche de la maladie, à faciliter son rapprochement

---

que nous possédons pouvoit en faire douter, il suffira, pour se convaincre, d'examiner sur une série d'auteurs réputés les meilleurs observateurs, combien ils laissent encore la plupart à desirer, tantôt sur l'histoire, tantôt sur le traitement, etc.

de ses analogues, à préparer les inductions générales, soient également recueillies, à mesure qu'elles sont inspirées au professeur, ou même aux élèves, en la présence des objets, et au moment de leur impression la plus vive, mais notés à part du récit historique de la maladie, qui ne doit présenter que les faits dans toute leur simplicité; qu'après la guérison ou la mort de chaque malade, toute son histoire soit lue de nouveau, afin d'en porter un jugement général; que dans le cas où il a succombé, après en avoir prognostiqué les résultats probables, l'ouverture du cadavre soit faite avec le plus grand soin, toutes les recherches anatomiques ou chimiques, poursuivies jusqu'au dernier complément; que toutes ces conditions, facilement réunies, vu l'ensemble introduit dans les travaux, concourent à la rédaction de toutes les observations, et bientôt on aura un nombre prodigieux d'histoires particulières des maladies, revêtues de tous les caractères exigés par ceux qui ont médité sur les moyens de perfectionner la médecine (1). Leurs desirs seront pleinement satisfaits, quand à l'acquisition de bons matériaux, et il ne restera qu'à les bien employer. Ce service essentiel, il n'appartient qu'aux cliniques de le rendre;

____

(1) Ce tableau est celui de ce qui se passe à la clinique interne de l'école, et de ce qu'exécutent de concert avec le professeur *Corvisart*, les élèves réunis en une association et un ensemble de travaux, dirigés par le professeur-adjoint, M. *Leroux*, Voy. §. III.

car dans quelles autres circonstances sera-t-il
permis au médecin le plus zélé pour son
art, et le plus capable de l'enrichir d'observations bien faites, d'en recueillir d'aussi complètes ? ce ne sera ni dans la pratique de la ville,
ni dans celle des hôpitaux trop nombreux. On
ne peut pas plus dans ceux-ci, recueillir de
telles observations, qu'y bien professer la clinique. Il n'y a eu que peu d'exceptions à cet
égard, et qui toutes confirment encore en
faveur des cliniques, une règle générale, prise
dans la nature des circonstances. ..

L'expérience a déjà prouvé par d'excellens
exemples, même dans des circonstances moins
favorables que celles dont nous avons tracé
le tableau, ce qu'on pouvoit espérer des cliniques. Les ouvrages les plus estimables, dans
le dernier siècle, en médecine-pratique, ceux
caractérisés par des choses essentiellement
vraies, et puisées dans la nature, ont eu la
plupart pour auteurs, des hommes qui avoient
professé la médecine dans les cliniques, et
observé au milieu de nombreux élèves, dont
ils avoient su faire concourir les premiers
essais, aux progrès même de la science. Obligés de leur servir de modèles et de guides, ils
avoient observé et raisonné avec eux, avec
toute l'attention dont ils étoient capables.
L'habitude journalière des conférences publiques, sur des maladies actuellement pré-
sentes, ou sur des sujets d'anatomie pathologique, les avoit éminemment formés à cet
art des observations générales qui brille dans

Hippocrate, et qu'ils nous ont retracé. Ne s'accorde-t-on pas à signaler parmi les ouvrages les plus originaux, et vraiment marqués au coin de la saine médecine, ceux des *Lancisi*, des *Morgagni*, des *Dehaën*, des *Tissot*, des *Cullen*, des *Duncan*, des *Stoll*, des *Bangs*, des *Desault*, des *Franck*, des *Scarpa*, des *Pinel*, car l'usage commun permet de citer déjà ces derniers; il a devancé pour eux des bienséances trop sévères?

Ces auteurs ont fait avec beaucoup plus de facilité dans les cliniques, ce qu'avoient fait nos grands maîtres, dans la pratique commune, par une patience infinie, les *Sydenham*, les *Baillou*, les *Forestus*, les *Hofmann*, etc., ou dans l'occasion favorable des épidémies, les *Torti*, les *Pringle*, les *Wagler*, les *Sarcone*, les *Zimmermann*, etc.

En général, les professeurs des cliniques tinrent une marche plus sûre que les autres auteurs. Une preuve de fait se tire de la comparaison du nombre des bons ouvrages, donnés par les médecins des cliniques, et par ceux de la pratique particulière. Les auteurs de cette dernière classe sont innombrables, mais il est facile de compter parmi eux, les auteurs originaux et vraiment estimables; les autres, réduits à ne citer que des observations incomplètes de leur pratique, ou à en emprunter de moins bonnes encore de celle des autres, ou des collecteurs, ne purent que copier leurs prédécesseurs, hasarder des assertions sans fondement légitime, et rarement faire faire de véritables progrès à la science. Au contraire, les ouvrages sortis des cliniques, se sont presque tous classés parmi les meilleurs de la médecine; les moindres contiennent encore des faits utiles, des choses bien vues. Ce genre d'ouvrages ne pourra que se perfectionner de plus en plus; peut-être croira-t-on le plus sage d'en consacrer encore pendant long-temps la plus grande partie aux observations particulières. Ainsi *Stoll* a-t-il été beaucoup plus sobre d'accessoires dans son œuvre clinique, que *Dehaën* ne l'avoit été dans la sienne ; peut-être aussi croira-t-on devoir rapprocher les maladies dans l'ordre de leurs analogies ; elles sont trop dispersées , lorsqu'on ne suit que la chronologie successive, selon laquelle elles se sont présentées. Ce dernier ordre a ses avantages, pour exposer la marche simultanée et les phases des maladies d'une même constitution, ou l'enchaînement des constitutions entr'elles; ma's s'il est nécessaire de s'attacher encore principalement à recueillir un grand nombre d'histoires particulières des maladies, on ne peut se dispenser pour les classer, d'admettre un autre ordre. M. *Pinel* en a donné l'exemple, pour les maladies aiguës, dans sa *Médecine clinique*, en suivant sa méthode nosographique. Combien le rapprochement des observations si nombreuses et si complètes de la collection de la clinique interne de l'école, répandra-t-il de lumières sur une foule de maladies, et sur-tout sur les maladies organiques! L'histoire de celles-ci, dont plusieurs étoient presque entièrement inconnues, a fait à la clinique de l'école, des progrès considérables que quelques dissertations (1) particulières ont déjà fait connoître.

Le système complet des recherches qu'embrassent les observations des cliniques, comprend toutes celles qu'on peut desirer pour perfectionner les différentes parties de la médecine pratique, et nous sommes dispensés d'établir en détail leurs avantages pour l'avancement de chacune de ces parties, la semeïotique, la thérapeutique et la matière médicale, l'anatonomie pathologique, l'histoire des constitutions, etc.

Les cliniques qui offrent tant d'avantages dans l'étude de la médecine, sont donc en même temps l'instrument le plus sûr de ses progrès. Mais elles ne peuvent remplir l'une et l'autre destination, qu'à proportion des circonstances plus ou moins heureuses, de leur organisation et de la direction des travaux dans leur sein. Nous nous bornerons à donner

(1) Ces dissertations données par les élèves à la fin de leur carrière académique, ont presque toutes appartenu à la médecine d'observation, depuis l'établissement des cliniques ; comme celles de *Haller*, de *Stahl*, de *Hoffman*, d'Edimbourg, de nos anciennes écoles, dont plusieurs ont été si célèbres, avoient principalement appartenu soit à la physiologie, soit à la pathologie générale. Plusieurs de ces dissertations ont offert, du moins sous le rapport des descriptions, des nosographies très-complètes. *Séance publ. de l'école de méd.*, an 11 ; *Disc. de M.* Hallé.

un résumé des objets à considérer dans cette matière trop au-dessus de nos forces (1).

III. *Organisation des cliniques.*

On peut rapporter à quatre articles les différentes parties de l'organisation des cliniques. 1°. Disposition de l'hospice. 2°. Choix des malades. 3°. Devoirs du professeur. 4°. Devoirs des élèves.

1°. *Disposition de l'hospice clinique.*

La clinique médicale doit n'avoir qu'un nombre de lits assez peu considérable pour que

-----

(1) Beaucoup d'ouvrages en ont traité. Ceux de *Boerhaave*, de *Tissot*, de *J. P. Franck*, du professeur *Pinel*, sont les plus répandus. Plusieurs de ceux donnés en France, pour provoquer l'établissement des cliniques, offriroient encore des vues utiles ; tels sont ceux de MM. *Jadelot*, *Duchanoi*, et *Jumelin*, *Parat*, *Dulaurent*, *Chambon*, *Gallot*, *Vic-d'Azir*, *A. Leroy*, etc. Mais nous devons citer principalement le discours sur la clinique, prononcé par M. *Fouquet*, président de l'école de Montpellier, à la séance publique de cette école, de l'an 11. La Société royale de Médecine proposa pour prix, en 1792, de déterminer quelle est la meilleure manière d'enseigner la médecine-pratique dans un hôpital. Elle invitoit les médecins qui connoissoient des écoles cliniques actuellement existantes, à lui faire part de leurs observations. Le programme indiquoit aux concurrens, comme des modèles en ce genre, les écoles cliniques de Leyde, d'Edimbourg, de Vienne, de Gottingue, de Milan, de Pavie, d'Erlang, de Gênes. Nous ignorons si l'attente de cette célèbre société fut remplie ; ses mémoires ne sont publiés que jusqu'à l'année 1789. (*Journal de Médecine*, brumaire an 2).

le professeur et les élèves puissent donner à l'étude des maladies, toute l'attention convenable. *Dehaën* et *Stoll* n'en eurent que douze, la moitié pour chaque sexe. *Franck* en avoit à Pavie vingt-deux. Dans une école nombreuse, il est à desirer qu'on puisse partager les élèves entre plusieurs cliniques, afin d'éviter les inconvéniens d'un trop grand nombre, et pour l'avantage des bonnes études, et pour celui des malades, dont les intérêts doivent passer avant ceux de l'instruction (1).

La clinique chirurgicale, celle de maladies particulières, vénériennes, cutanées, etc. peuvent être plus nombreuses.

La clinique médicale doit être rapprochée d'un grand hôpital qui puisse lui offrir un choix de sujets convenables. Elle doit avoir des salles distinctes, non seulement pour les deux sexes, mais pour recevoir au besoin des sujets attaqués de frénésie, d'hidrophobie, de maladies contagieuses, etc. Un local convenable pour suivre les convalescences, etc.

Plusieurs cliniques peuvent être réunies dans le même hospice ; mais il en est qui doivent être placées près des hôpitaux où se trouve les maladies de leur genre.

Quant aux moyens thérapeutiques et de

---

(1) Des auteurs proposent de multiplier les cliniques beaucoup plus qu'elles ne le sont. Voy. *Gallot*, *Gilibert*, *Dulaurent*, etc. Ils proposent d'en établir dans toutes les grandes villes.

salubrité, quant au service et à la police extérieure, c'est sur-tout dans les établissemens cliniques, que toutes les circonstances les plus favorables doivent, autant que possible, être réunies. Il faut dans un hospice clinique, un lieu pour les conférences, un autre pour les ouvertures des cadavres et les opérations d'anatonomie-pathologique. Dans les hôpitaux où toutes les parties de l'enseignement médical sont réunies, leurs établissemens propres sont annexés à ceux de la clinique, tels que le jardin botanique, les collections de matière médicale, etc.

2°. *Choix des malades.*

Il varie selon les différens genres de cliniques. Nous ne parlerons que de la clinique médicale. *Franck* choisissoit successivement des malades dans les différens genres de maladies, en commençant par les maladies aiguës, et par les fièvres intermittentes, passant ensuite aux chroniques, parmi lesquelles il ne vouloit admettre que celles qui étoient curables. Outre l'étude principale des maladies de chaque constitution, un certain ordre propre à présenter le tableau complet des maladies paroît utile ; mais on ne doit pas sans doute en exclure entièrement les maladies incurables qu'il importe trop de bien reconnoître.

Au reste, la nécessité de saisir beaucoup d'occasions utiles à l'instruction, devant se rencontrer fréquemment, le choix ne peut être limité systématiquement ; mais seulement il doit se faire principalement entre les maladies analogues dans un certain ordre, et en répétant les mêmes exemples, plus ou moins, selon l'importance des sujets.

3°. *Devoirs du professeur.*

Ils varient selon le mode adopté dans la clinique. Après qu'il a fait le choix des malades qui doivent être admis, il se réserve de les interroger, de les examiner, et de conduire lui même le traitement sous les yeux des élèves, ou bien il en charge sous sa direction les plus avancés ; il fait seul la conférence sur leur état, ou bien il y associe par ses questions les élèves, et même il leur fait rendre compte de leurs vues avant de proposer les siennes. Ces différentes méthodes ont chacune leurs avantages, et ont été mises séparément en usage dans différentes cliniques. Nous sommes portés à croire qu'on pourroit les combiner avec succès, les élèves les moins avancés seroient exercés à l'observation ; ils apprendroient à connoître les maladies, et étudiroient leur traitement dans la conduite du professeur ou dans celle des élèves plus instruits. Ceux-ci traiteroient eux-mêmes des malades, sous la surveillance du professeur, les examineroient publiquement, exposeroient leurs vues sur la maladie, et donneroient leur prescription raisonnée.

Cette dernière méthode paroît avoir de grands avantages, et même elle semble nécessaire pour remplir entièrement l'intention générale des cliniques, qui est non seulement de former les élèves à l'observation et au traitement des maladies par la voie des exemples, mais encore de leur fournir l'occasion de s'exercer eux-mêmes à la pratique, sous une direction éclairée. Ce mode donneroit aussi dans les examens, le moyen le plus sûr de reconnoître les sujets véritablement dignes d'être admis au nombre des praticiens.

Outre la visite et la conférence, le professeur s'occupe de tout ce qui appartient à la police de la clinique, de tous les exercices d'instruction et d'émulation, qu'il convient d'offrir aux élèves, dans des réunions où l'association et l'ensemble des travaux en multiplient beaucoup les résultats.

C'est au professeur à recueillir en ordre et à publier les observations de la clinique; à en rédiger le *Ratio medendi*, selon le corps de doctrine, le plan nosologique, la méthode de tracer les constitutions qu'il a cru devoir adopter.

Dans quelques cliniques, le professeur, outre sa conférence-pratique, est chargé du cours théorique des maladies; institution bien naturelle et bien salutaire. Il doit du moins donner des instituts généraux sur les principes de la semeïotique; sur les élémens de la thérapeutique et l'emploi des principaux remèdes qui composent le formulaire de l'hospice.

Des détails sur tous ces devoirs, retracés par les hommes qui les avoient le mieux remplis (1), font sentir combien les fonctions d'un professeur de clinique sont difficiles ; combien elles exigent en lui de talens et de qualités réunis, et quelle considération, quelle reconnoissance méritent ceux qui s'en acquittent dignement.

4°. *Devoirs des élèves.*

D'après ce que nous avons dit, en parlant des devoirs du professeur, tantôt les élèves, à la clinique et à la conférence, se bornent au rôle d'observateurs, tantôt ils deviennent eux-mêmes médecins traitans et consultans. Sous le premier rapport, leurs devoirs comprennent tout ce qui fait partie de l'art d'observer, et il faudroit examiner ici la meilleure méthode d'interrogation et d'examen, l'ordre à suivre dans les questions et les recherches, celui des régions, des fonctions, des systêmes, ou celui qui se fonde sur la distinction des symptômes en locaux, de contiguité et sympathiques ; la manière de rédiger l'observation, la distribution de ses parties, l'étendue à donner à l'examen de la santé antérieure ou des causes de son dérangement ; le style même qu'il convient d'adopter ; la manière d'en continuer le journal, et d'y joindre les résultats de l'ouverture lorsqu'elle a lieu ; l'art de diriger au milieu de ces détails nombreux, les opérations d'analyse et d'induction qui font

____

(1) *Voyez* les ouvrages cités.

l'ame de l'observation ; qui donnent une véritable connoissance de l'objet observé, et distinguent l'observateur éclairé de la classe de ceux qui, simples spectateurs, voient beaucoup et n'apprennent point. Tous ces objets ont été traités dans d'excellens ouvrages.

Quant aux élèves auxquels des malades sont confiés, il faut ajouter à tous les devoirs de l'observateur ceux du praticien le plus attentif, et ceux même du professeur, puisqu'ils doivent faire la conférence sur les malades qu'ils sont chargés de traiter. Avec quelle application ne faut-il pas qu'ils méditent tout l'ensemble de la maladie, pour se mettre en état d'en rendre publiquement un compte judicieux, d'en faire avec clarté l'exposition, de la bien caractériser, d'établir un diagnostic exact, de porter un prognostic sage, de bien raisonner les principes du traitement, d'en bien déterminer les moyens ? Combien chaque élève-praticien doit-il être fortement occupé de son sujet ? que de recherches ne fera-t-il pas dans les auteurs ? avec quel zèle ne multipliera-t-il pas ses visites à l'hospice, autant qu'il sera nécessaire ? Jamais on n'aura fait une étude plus profonde des maladies ; et quelquefois peut-être, par les efforts continuels d'une observation et d'une méditation aussi active, l'histoire ou le traitement des maladies ainsi confiés aux élèves obtiendront-ils sous leur direction des améliorations importantes. Enfin, c'est sur-tout dans ces exercices-pratiques que l'élève devra se former à tous ces devoirs généreux et touchans , qui l'attacheront un jour à ses malades, consoleront ceux-ci dans leurs maux , et par leur charme bienfaisant doubleront la puissance des remèdes.

Les élèves peuvent trouver de grandes facilités pour remplir ces devoirs et en retirer le plus d'avantages possibles, en formant entr'eux au sein des cliniques, une association de travaux, sous un régime régulier d'exercices communs. Les professeurs eux-mêmes peuvent y puiser des secours puissans pour animer de plus en plus leur enseignement, et s'occuper avec plus de succès de l'avancement de la science. Une pareille association devient, sous ces divers rapports, un des principaux objets de l'organisation des cliniques. Avant leur établissement, et dans les anciennes études, il s'en étoit formé entre les élèves ; des conférences , des disputes sur les points difficiles, des consultations sur des cas supposés , en étoient les exercices. En 1734, il s'en forma une très-célèbre à Edimbourg, où déjà la clinique étoit établie, mais elle ne se borna pas à l'observation , et embrassa dans son émulation toutes les études (1). *Tissot* en fait l'éloge,

____

(1) *Ibi juventutis studia gloriâ incenduntur, exercitatione acuuntur, animique ad multiplicis ac spinosæ scientiæ querendæ laborem perferendum propositis ex suorum numero pulcherrimis exemplis perpelluntur; postremo omnes inter se mutuæ amicitiæ firmissimum nectit vinculum....* Garland,

et recommande aux élèves de former de semblables sociétés. Le professeur *Le Roux*, adjoint à la clinique interne de l'école, en institua une, en l'an 7, entièrement consacrée à l'observation et aux exercices de la médecine pratique. Cette société, sous le nom de *société d'instruction médicale*, est maintenant organisée sur le plan le plus étendu; il offre aux élèves, dans toutes ses parties, les moyens les plus sûrs de mettre à profit l'instruction clinique, et de contribuer, en recueillant de bonnes observations, aux progrès de la science (1).

La société est composée des professeurs qui sont à la tête des cliniques interne et externe de l'hospice de la Charité, des élèves internes

---

de astringentibus. Fothergill an Essay on the caracter of the doct. *Russel*.

Son plan fut le modèle de celui de la société médicale d'émulation de Paris. *Husson*, premier mémoire sur l'école de médecine de Paris, Journal de Médec., vendémiaire an 9.

(1) Réglemens de la société d'instruction médicale; Rapport sur ces réglemens, fait à l'école, dans sa séance du 9 prairial an 9; Approbation de l'école dans son arrêté du 9 thermidor an 9, avec invitation aux autres professeurs, et spécialement à ceux des autres cliniques, de se concerter avec ceux des cliniques de la Charité, sur les moyens les plus propres d'abord à réunir dans un même mode d'exécution toutes les parties de l'instruction clinique, ensuite à faire concorder l'instruction des élèves dans les parties théoriques, ainsi que dans les sciences accessoires applicables aux différentes branches de l'art de guérir.

de

de ces cliniques , d'un nombre déterminé d'associés, et d'un nombre indéterminé d'*expectans*, qui sont destinés à remplir à leur tour les places d'associés, après des épreuves régulières pour s'assurer de leurs dispositions. La société est encore composée d'élèves attachés aux autres hospices qui ont le titre de membres correspondans, et sous celui d'affiliés ses membres, retirés dans les départemens, continuent à en faire partie.

Les travaux de la société se partagent en quatre sections :

La première comprend les fonctions de ses membres à la clinique interne (les travaux de la clinique externe sont organisés à part). Les élèves ne font que les fonctions d'observateurs; ils recueillent les notes destinées à former l'histoire de chaque malade entrant; l'un d'eux demeure chargé de rédiger l'observation de sa maladie, et d'en tenir le journal; — ils montent à leur tour la garde un jour et une nuit (1) à la clinique, afin de constater à différentes heures, sur la feuille de visite, l'état des malades ; de veiller à l'exécution du traitement; de donner les secours urgens dans les cas imprévus; de surveiller la police

---

(1) L'histoire des maladies se trouve mutilée de près de moitié par un manque d'observations nocturnes.... Les phénomènes les plus intéressans , les événemens les plus graves , les plus essentiels à connoître, surviennent, dans plusieurs maladies aiguës , aux heures tardives du soir , ou pendant la nuit... *Disc. cité de M.* Fouquet.

médicale de la clinique; de tenir note des observations météréologiques. — A la conférence du professeur, ils lui fournissent tous les renseignemens dont il a besoin, notent ses réflexions, s'occupent avec lui de l'ouverture des cadavres, et poursuivent les recherches anatomiques ou chimiques qu'il indique; — à certains jours ils donnent, avec le professeur, des consultations publiques.

La deuxième section comprend les travaux des membres de la société hors de la clinique: rédiger les observations d'après les notes recueillies auprès des malades, pour qu'elles soient lues à la conférence, et soumises à la critique du professeur; — rédiger de même, d'après leurs notes, les réflexions du professeur, qui doivent lui être remises, afin de parvenir à une rédaction plus fidelle du *Ratio medendi*; — faire dans les livres les recherches particulières et les extraits utiles qui leur ont été indiqués; — rédiger des mémoires à consulter ou des réponses à ces mémoires; — visiter et observer en ville, sous la direction du professeur, les malades qui, s'étant présentés aux consultations gratuites, ne sont pas entrés à la clinique; — étudier le formulaire.

La troisième a pour objet les assemblées de la société, où l'on fait lecture, 1º. des observations particulières les plus intéressantes de la clinique et des réflexions qu'elles ont suggérées au professeur ou à leurs auteurs; de celles communiquées par les membres de la société, qui en recueillent dans les autres hospices, ou

adressées des départemens ; 2°. des mémoires
à consulter sur des malades de la clinique ou
autres, et des réponses à ces mémoires ; 3°. des
extraits des auteurs de médecine - pratique,
poursuivis d'après un plan régulier, dont le
résultat doit être d'offrir le dépouillement
complet de tout ce qu'ils contiennent d'utile,
et de remédier à la surcharge d'érudition qu'on
éprouve en médecine, même en se bornant à
la bibliothèque des auteurs classiques ; 4° du
tableau des constitutions médicales, pour la
rédaction duquel les travaux combinés des
membres de la clinique et de ceux des grands
hospices doivent fournir une masse suffisante
de matériaux.

Dans d'autres conférences, les élèves se
livrent à divers exercices, qui ont pour objet
de les accoutumer à rendre d'une manière
claire et méthodique ce qu'ils savent, à discuter avec ordre et précision des points de
pratique, à consulter entr'eux sur les cas de
la clinique, etc.

La quatrième se compose des travaux des
membres attachés à d'autres hôpitaux, tant
pour en recueillir les observations les plus
intéressantes, que pour y rassembler les matériaux destinés à la formation des constitutions ; et de la correspondance de la société,
soit avec l'école, soit avec ses membres des
départemens. On peut encore rapporter à
cette classe de travaux ceux des commissions
fournies par la société, pour aller sur le théâtre
des épidémies seconder les médecins et s'ins-

truire dans cette sorte de clinique bien intéressante. « Nouveau genre d'enseignement, dit
M. *Hallé* (1), à l'occasion de celle envoyée à
Péthiviers, « dans lequel l'école montre à ses
» élèves l'apprentissage de ce dévoûment qui
» fait la véritable gloire du médecin.

Nous avons dit que tous ces exercices sont
dirigés par les professeurs des cliniques de la
Charité ; mais nous devons rendre à cet égard
un hommage plus particulier au zèle du professeur *Le Roux*, auquel ils en doivent principalement l'établissement.

De semblables sociétés sont le complément
des institutions cliniques, et en achèvent le
tableau. Ces institutions, si perfectionnées de
nos jours, se lient essentiellement aux plus
grands intérêts de la médecine, assurant à-la-
fois et sa tradition la plus pure et ses progrès
les plus solides. Par elles, la médecine possède
des moyens d'étude-pratique aussi exacts que
tout autre art, un appareil expérimental aussi
vaste et aussi complet qu'aucune autre science
physique. Elle doit maintenant tenir une
marche certaine vers ses plus glorieuses destinées.

____

(1) Séance publique de l'école de médec. an 11.

FIN.

FIN DE LA TABLE DES MATIÈRES.

DE L'IMPRIMERIE DE BELIN,
Rue Saint-Jacques, n°. 22.